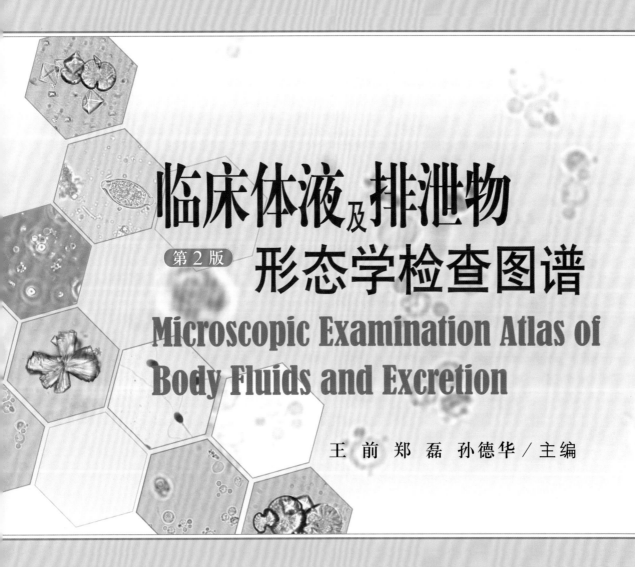

临床体液及排泄物

第2版

形态学检查图谱

Microscopic Examination Atlas of Body Fluids and Excretion

王 前 郑 磊 孙德华／主编

科学出版社

北 京

内 容 简 介

本书采用图谱的形式较系统地介绍了尿液、粪便、浆膜腔积液、阴道分泌物、精液、前列腺液、脑脊液、痰液及肺泡灌洗液在显微镜下常见的细胞、结晶、寄生虫和微生物等形态特征及其临床意义。本书在第1版的基础上进行了全面更新,增加了样品的采集、制备操作规范,补充了罕见病例图片,并在部分章节内增加了病例分析。全书包含约750幅图片,多为作者积累的临床标本资料。

本书实用性强,可供临床检验工作者及医学院校师生参考。

图书在版编目(CIP)数据

临床体液及排泄物形态学检查图谱/王前,郑磊,孙德华主编.—2版.—北京:科学出版社,2021.3
ISBN 978-7-03-068349-6

Ⅰ.①临… Ⅱ.①王… ②郑… ③孙… Ⅲ.①临床医学-实验室诊断-图谱 Ⅳ.① R446.1-64

中国版本图书馆 CIP 数据核字 (2021) 第 044969 号

责任编辑:沈红芬/责任校对:张小霞
责任印制:霍 兵/封面设计:黄华斌

科学出版社 出版
北京东黄城根北街16号
邮政编码:100717
http://www.sciencep.com

北京九天鸿程印刷有限责任公司印刷
科学出版社发行 各地新华书店经销
*
2010年4月第 一 版 开本:787×1092 1/16
2021年3月第 二 版 印张:12 3/4
2024年5月第九次印刷 字数:300 000
定价:135.00元
(如有印装质量问题,我社负责调换)

编写人员

主　审　张蒙恩

主　编　王　前　郑　磊　孙德华

副主编　张时民　王剑飚　吴　茅

编　委　（按姓氏汉语拼音排序）

　　　　何永建　蒋月婷　亓　涛　许绍强　闫立志　周　华

编　者　（按姓氏汉语拼音排序）

　　　　蔡　祺　陈　辉　陈家旭　陈炅昊　陈子清　顾莹莹

　　　　郭　平　何永建　黄春霞　黄思莹　黄志鹏　贾　茹

　　　　蒋月婷　孔　虹　李静芳　罗宇虹　亓　涛　任　丽

　　　　孙德华　孙宏华　王春艳　王剑飚　吴　茅　吴　侠

　　　　许绍强　闫立志　曾强武　左斌生　张时民　郑　磊

　　　　周　华　周　茜

第 2 版前言

《临床体液及排泄物形态学检查图谱》自 2010 年出版发行以来，深受读者欢迎。为满足读者的需求，出版社提出修订改版。为提供更新、更准确的知识及技术指南，各位编者历时一年，在第 1 版的基础上进行了修改、充实和完善。内容务实、侧重于临床实践，是本书的编写宗旨。

第 2 版增加了标本的采集、制备操作规范，补充了罕见病例图片，并在部分章节增加了病例分析。

目前，在临床尿液、脑脊液、浆膜腔积液、分泌物与排泄物的检验中，显微镜形态学检验仍然是分类计数正常细胞、炎症细胞、肿瘤细胞，以及识别管型、结晶、寄生虫等最重要的手段。特别是在临床形态学检验诊断中，绝大多数检验项目主要依靠手工制备标本，涂片、切片、抹片、甩片、压片等的显微镜观察或培养物的肉眼观察，各种细胞、细菌、真菌、寄生虫、管型、结晶等有形成分的识别、分类、计数等，主要依赖于检验技师或检验医师的经验。基于形态学在医学检验中的重要意义，第 2 版对基础理论及疾病案例进行了全面的改写，补充了新进展。希望本书能帮助读者建立清晰而明确的思路，面对错综复杂的细胞形态，能够进行正确的解读及诊断。

由于医学专业的博大精深，个人认知的局限性，书中难免存在不足之处，恳请读者雅正。

编　者
2020 年 10 月

第1版前言

临床体液及排泄物的显微镜检查是临床实验诊断的主要组成部分。它对泌尿系统、消化系统、呼吸系统、生殖系统及神经系统等一些相关疾病的诊断、鉴别诊断、病因探讨、预后评估等有着重要的参考价值。

目前，我国由于实验诊断事业的迅猛发展，工作任务的急剧增加，促使医疗技术人员必须大量投入此项工作。对从事实验诊断的以形态学判断为主的体液及排泄物的显微镜检查工作的人员，需要强调的就是要有过硬的"镜下功夫"，镜下功夫的形成需要经历长期的经验积累和大量的临床实践。对于少见或罕见成分的确认一是要请教老专家，二是多看参考文献（特别是图谱）。近年来，相关的文献资料不多，常见的一些资料多以文字为主，图片较少，对于从事体液及排泄物检查的工作人员使用起来不甚方便。我们编写本书的目的是希望能为从事体液检验工作的同行及相关的医学院校师生提供一些帮助。

本书共分8章，包含500多幅图片。示意图除少数直接摘自相关专著外，其余多是本书编者参考相关书籍自己绘制的。书中介绍了尿液、粪便、浆膜腔积液、阴道分泌物、精液、前列腺液、脑脊液和痰液的常规显微镜检查、细胞形态学检查，以及部分寄生虫、微生物的显微镜检查。本书在编写过程中得到了南方医科大学附属南方医院临床实验诊断科体液组全体人员的大力协助和配合，在此表示感谢。

由于作者水平有限，在本书编写过程中，虽然做了很大努力，书中仍难免有错漏之处，恳请有关专家和广大同道给予批评指正。

主　编
2009 年 11 月

目　　录

第一章　尿液的显微镜检查

尿液检查是诊断泌尿系统疾病的重要技术手段，也是诊断和辅助诊断全身性疾病的重要诊查技术。尿液分析对疾病的诊断、鉴别、治疗及预后观察、健康检查等均具有重要价值，也是最为普及的检验项目。尿液常规检验是最常用的检验技术，包括理学检查、化学检查及显微镜检查三大部分。其中尿液显微镜检查起始于1630年，是最早开启的医学检验项目。

一份优质的尿液有形成分检查结果应该从尿液标本的留取、采集和处理开始，需要有标准化的操作流程，并有正确的尿液有形成分形态学识别和报告。尿液显微镜检查中需特别关注的有形成分包括细胞、管型、结晶及其他入侵泌尿系统的微生物和寄生虫等成分，本章将逐一介绍。泌尿系统各类上皮细胞来源见图1-1。

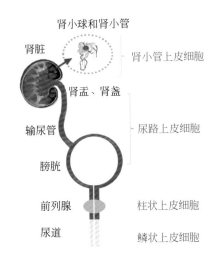

图1-1　泌尿系统各类上皮细胞来源示意图

第一节　尿液标本的留取和检验程序

一、患者准备

尿液标本一般由患者或护理人员按照医嘱留取，为了正确收集尿液标本，医护人员应根据尿液检验项目的要求，口头和书面指导患者正确收集尿液标本并告知注意事项。检验窗口或卫生间可张贴标本留取要求图示或文字说明，实验室应该有标本采集手册。

患者尿液标本采集注意事项：①清洗手，清洁尿道口及其周围皮肤；②避免标本污染，应避免月经、阴道分泌物、包皮垢、粪便、清洁剂等物质污染尿液标本。婴儿尿液标本应注意不能从尿布或便池内采集。

二、尿液标本收集容器

收集尿液标本的容器多种多样，留取标本最基本的要求是使用清洁、干燥、方便的容器（最好有盖）。须满足下列要求：①送检尿液标本容器上应有标签或者粘贴有唯一性条形码，至少包括患者的姓名、性别、年龄、科别、床号、留尿时间、尿量及检测项目；②留取尿液的容器限一次性使用，其不含有干扰尿液检测反应的物质；③推荐使用至少可容纳50ml尿液、开口大于4cm、底部宽的塑料杯作为留取尿液的容器，以防止倾斜时尿液流出；④尿液离心试管应清洁、透明、带刻度，刻度上应至少标明10ml、1ml、0.2ml，容积应

＞12ml，试管底部呈锥形或缩窄，试管口具有密封盖；⑤容器必须带有盖，方便运输，防止样本溢洒，便于保存；⑥对于儿科患者，特别是新生儿，可使用小型、特殊的小儿尿液收集袋。

三、收集尿液的方法

（1）自然排尿法：适用于尿干化学法检测及有形成分检查（尿常规检查）。留尿时注意防止尿道口分泌物的污染，特别是女性患者易受阴道分泌物污染。尽量采集中段尿标本，必要时应做冲洗后再采集。

（2）导尿或穿刺法：对于自然排尿困难的患者或为了避免女性患者阴道分泌物的污染，可采用导尿管导尿或在耻骨上方穿刺膀胱取尿。

四、尿液标本的种类

适于进行尿液常规检查、尿液有形成分检查或尿沉渣定量检查的尿液标本有以下几种类型。

（1）首次晨尿标本：收集清晨起床后的第一次尿液标本，此尿液为浓缩尿，最适合于尿液常规检查，如尿糖、尿蛋白、亚硝酸盐检查，因其细胞和管型等形态完整，故特别适合细胞、管型等尿液有形成分的显微镜检查。

（2）二次晨尿标本：有些患者晨起较早，留取第一次晨尿到送检时间可能过长，会导致一些化学成分的分解、有形成分的破坏，因此建议采集上午8点前后的第二次晨尿，尽快送检。进行尿红细胞形态观察或尿红细胞位相检查时，建议尽可能送检新鲜尿液标本。

（3）随机尿液标本：随机留取任何时间的尿液标本，不受条件的限制，此类标本容易获得，是尿常规检查最常用的标本，也是适合进行红细胞形态分析的尿液标本。

但易受饮水、饮食和收集时间等多种因素影响，病理成分容易漏诊。

（4）3小时尿液标本：一般收集上午6：00～9：00的尿液标本。多用于尿液有形成分定量检查，如适用于1小时尿液有形成分排泄率检查。

（5）12小时尿液标本：患者正常进食，晚上7：00排空膀胱内的所有尿液，然后将以后排出的尿液贮存于较大容器内，至次日早晨7：00排出最后一次尿液，记录排出的全部尿量，取20ml尿液标本尽快送检。适用于尿Addis计数检查。

五、尿液标本的送检要求

（1）化验申请单或条形码上所显示的检验内容必须与医嘱检验目的完全一致。手工书写的化验申请单，文字清晰易认，患者资料准确，申请检验要求明确，必须有医生签名。

（2）标本杯上的标签或者条形码不可脱落。

（3）尿液常规检查的标本必须在留取标本后2小时内送到检验室，检验室第一时间扫描条码，确认接收标本时间。陈旧尿应拒绝接收。

（4）常规尿液检查的标本量不可少于10ml。

（5）尿液标本的类型必须与实验要求的标本类型相符。

（6）标本容器需有盖，不得发生溢洒或污染。

六、检 验 设 备

1. 玻片或尿细胞计数板 可以使用普通载玻片和盖玻片进行尿液有形成分检查。尿液沉渣的量和压（涂）片厚度是标准化的重要环节，在普通载玻片上随意滴加沉渣液或加盖玻片（甚至不加盖玻片），不能提供标准化的结果。建议使用 18mm×18mm 规格的盖玻片。

2. 离心机 采用水平式离心机，离心时应盖上盖，以保证安全。离心时，机内温度应尽可能保持 < 25℃，离心机相对离心力（RCF）应在 400g。离心机转速与相对离心力的换算公式为

$$RCF（g）=11.18×（X_{rpm}/1000）^2×r;$$
或
$$X_{rpm}=1000×[400/（11.18×r）]^{1/2}$$

其中，X_{rpm} 为每分钟转数；r 为离心半径，指从离心机轴中央到离心管底部的距离；RCF 为相对离心力，单位为 g。例如：

水平离心机离心半径为 20cm 时，采用 1338 转 / 分（或 1350 转 / 分）；

水平离心机离心半径为 16cm 时，采用 1495 转 / 分（或 1500 转 / 分）；

水平离心机离心半径为 10cm 时，采用 1892 转 / 分（或 1900 转 / 分）。

3. 显微镜 尿液沉渣检查尽可能使用具有内置光源的显微镜，光线强度可调，应具备 40 倍、10 倍的物镜和 10 倍的目镜。同一实验室如有多台显微镜，各显微镜的物镜及目镜的放大倍数应一致，显微镜视场数表示应一致，否则镜下所观察到的视野面积会有较大差异，例如，推荐使用 22mm 视场规格的目镜。

有条件的实验室应开展各种尿液有形成分的染色检查，配置多种类型显微镜（如相差显微镜、偏振光显微镜等），以便于有形成分的进一步鉴别。配置的显微镜其视野面积（视场数）应尽量保持一致，以便于实验室内报告的一致性及评估人员间比对效果。

4. 自动化设备 目前实验室可使用各类自动、半自动的尿液有形成分分析仪，均属于过筛性仪器，实验室应制定适宜的复检规则，对触发复检规则的样本进行显微镜复检。

尿液沉渣检查仅为尿液分析的一部分，应结合尿液理学、化学检查及临床资料综合分析，再发出报告。尿液沉渣检查应建立质量保证体系，同时应进行尿液沉渣检查的专业培训，技术未达到熟练程度要求者不得上岗。

七、显微镜检查法

（1）取刻度离心管，倒入混匀后的新鲜尿液 10ml，以相对离心力 400g 速度离心 5 分钟。

（2）待离心停止后，轻轻取出离心管，防止沉淀物重新浮起。

（3）手持离心管，倾斜 45°～90° 角，弃上清液，或用吸管吸取并弃去 9.8ml 上清液，留下 0.2ml 沉渣。轻摇离心管，使尿液沉渣有形成分混合均匀。如使用带有特定沉渣乳头的尿液沉渣离心管，可迅速倾倒掉上清液，管内乳头部存留的沉渣量为 0.2ml。

（4）取尿液沉渣 0.02ml，滴在载玻片中心部位，用 18mm×18mm 的盖玻片覆盖。注意盖玻片下不能有气泡。

（5）观察和报告方法：首先用 10×10（低倍镜）镜头观察有形成分，至少观察 20 个视野，注意查找较大的物质和管型。然后改用 10×40（高倍镜）镜头观察鉴定细胞成分并计算数量，应观察 10 个高倍视野，计数镜下所见细胞数量的最低和最高值，记录结果。

（6）报告方式：传统方式是以最低 ××～最高 ×× 个细胞 /HPF（高倍视野）的方式报告；管型至少应观察 20 个低倍视野，以免遗漏，如发现管型需转换高倍镜鉴定管型类别。传统报告方式以某类管型最低 ××～最高 ×× 个管型 /LPF（低倍视野）的方式报告。

中华医学会检验医学分会制定的《尿

沉渣检查标准化建议》中推荐的报告方式是，先用低倍镜、后用高倍镜观察。计数并报告细胞或管型，可按每高倍（低倍）视野下细胞数量（或管型数量）从最低至最高的模式进行报告，当使用定量尿细胞计数板时，可按 ××/μl 方式报告。尿结晶、细菌、真菌、寄生虫等以 +、++、+++、++++ 或 1+、2+、3+、4+ 形式报告。

1）尿结晶、盐类的报告方式：

尿结晶：

- 　　　0
1+　　1 ~ 4 个 /HPF
2+　　5 ~ 9 个 /HPF
3+　　>10 个 /HPF

盐类：

- 　　　无
1+　　少量
2+　　中等量
3+　　多量

2）原虫、寄生虫卵的报告方式：

- 　　　0
1+　　1 ~ 4 个 /HPF
2+　　5 ~ 9 个 /HPF
3+　　>10 个 /HPF

3）细菌、真菌的报告方式：

- 　　　0
±　　　数个视野散在可见
1+　　各个视野均可见
2+　　数量多或呈团状聚集
3+　　无数

八、参考范围

红细胞：0 ~ 3 个 /HPF。
白细胞：0 ~ 5 个 /HPF。
管型：（透明管型）0 ~ 1 个 /LPF。

第二节　尿液中的细胞

一、红细胞

正常人尿液中没有红细胞（erythrocyte），或者偶见正常形态的红细胞，一般认为尿液沉渣镜检中红细胞数量＞3 个 /HPF 为异常，或者称为镜下血尿。未染色尿液中红细胞为圆形，直径 7 ~ 8μm，无核，多呈双凹圆盘状，因含有血红蛋白，细看可有浅淡黄色（图 1-2 ~ 图 1-4）。在光镜下，红细胞和白细胞的结构完全不同（图 1-5）。在相差显微镜下，红细胞依然呈双凹圆盘状，其边缘可见明显的光晕（图 1-6 和图 1-7）。

图 1-2　正常形态红细胞 1

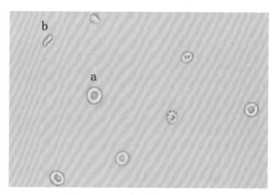

图 1-3　正常形态红细胞 2

a. 正常；b. 侧立面

红细胞形态正常的血尿，其多为肾小球以下部位的出血所导致，如泌尿道炎症、

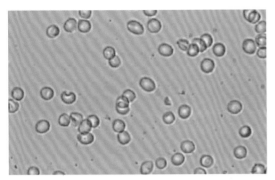

图1-4 正常形态红细胞3

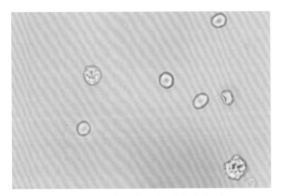

图1-5 正常形态红细胞和白细胞

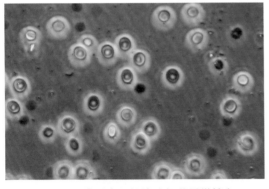

图1-6 正常形态红细胞（相差显微镜）1

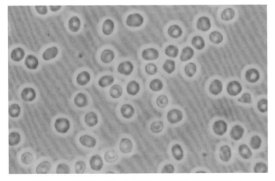

图1-7 正常形态红细胞（相差显微镜）2

感染、结石、肾结核、肾盂肾炎及全身性疾病所导致。

异常形态红细胞，包括多种形态。典型的如肾小球出血形成的棘形红细胞，也叫G1型细胞，是由于红细胞通过病变的肾小球基底膜的狭窄裂隙处受到损伤后进入肾小囊，流经肾小管和集合管，最终进入输尿管和膀胱，其间反复受尿渗透压及pH的影响，致使血红蛋白丢失或渗出、细胞周边呈现一个或多个芽孢样凸起，形成一种特殊的形态。G1型红细胞光学显微镜下表现见图1-8和图1-9，相差显微镜下表现见图1-10和图1-11。

其他异常形态红细胞由于大小不等、血红蛋白含量不一，可呈淡影形（图1-12）、大小不等（图1-13）、面包圈形（图1-14）、皱缩形（图1-15）、锯齿状（图1-16）、口形（图1-17）、靶形（图1-18）、古币形（图1-19）等多种形态。异常形态红细

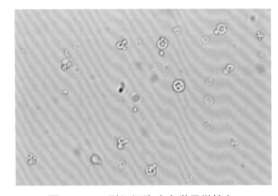

图1-8 G1型红细胞（光学显微镜）1

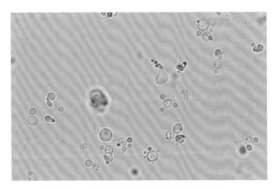

图1-9 G1型红细胞（光学显微镜）2

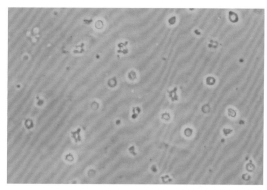

图 1-10　G1 型红细胞（相差显微镜）1

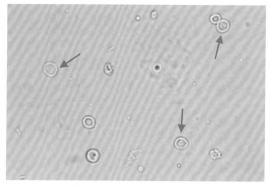

图 1-14　面包圈形红细胞

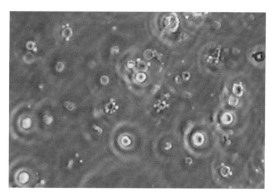

图 1-11　G1 型红细胞（相差显微镜）2

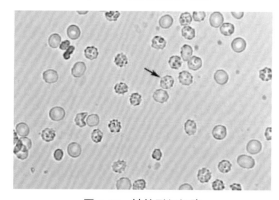

图 1-15　皱缩形红细胞

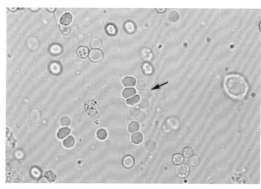

图 1-12　淡影形红细胞

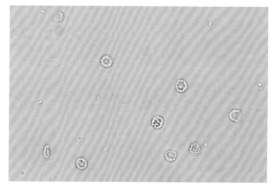

图 1-16　锯齿状红细胞

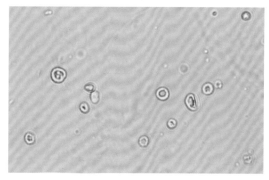

图 1-13　红细胞大小不等

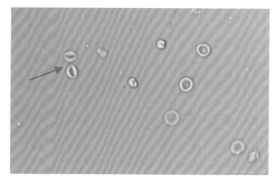

图 1-17　口形红细胞

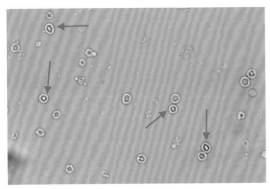

图 1-18 靶形红细胞

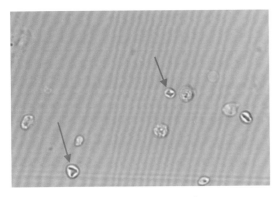

图 1-19 古币形红细胞

胞为主时一般考虑为肾小球疾病，常见的有各种急慢性肾小球肾炎、IgA 肾病、薄基底膜肾病、毛细血管内增生性肾小球肾炎、膜增生性肾小球肾炎、局灶性肾小球肾炎、新月体性肾小球肾炎等。

二、白 细 胞

尿液的白细胞（leukocyte）主要是中性粒细胞（图 1-20 和图 1-21），但也可出现少量嗜酸性粒细胞、单个核的淋巴细胞和单核细胞。尿液常规检查无须对白细胞进行分类。不染色、不做特殊处理时，白细胞一般不易鉴别类型。中性粒细胞常分散存在，在炎症中破坏或死亡的中性粒细胞，外形不规则，胞核不清，胞质中充满颗粒或空泡，易聚成团，通常称此类细胞为脓细胞（图 1-22 ~ 图 1-24）。如滴加冰醋酸可显示出白细胞内的胞核结构，可粗略

分为单个核与分叶核白细胞（图 1-25）。

正常人尿液中没有或仅有少量白细胞，通常认为不超过 5 个 /HPF。尿液中的白细胞增加一般为中性粒细胞，主要见于泌尿系统炎症，如肾盂肾炎、尿道炎、前列腺炎，也可见于结核、结石症，以及膀胱癌、尿道癌等恶性肿瘤。尿液中出现其他类别的白细胞也有其诊断价值，如肾移植排异反

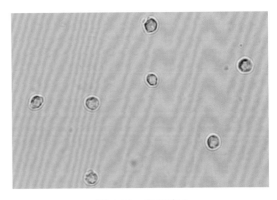

图 1-20 白细胞 1

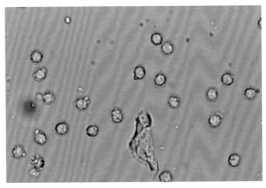

图 1-21 白细胞 2

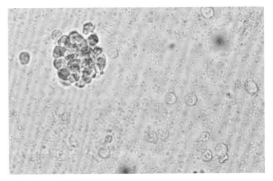

图 1-22 脓细胞和脓细胞团

应时尿液中淋巴细胞显著增多，过敏性炎症、变态反应性疾病引起的泌尿系统炎症，可见嗜酸性粒细胞增多。

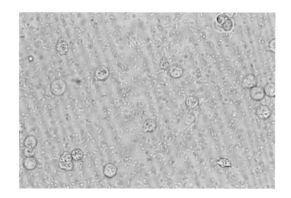

图 1-23　脓细胞和细菌

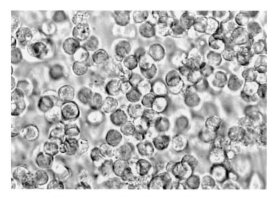

图 1-24　大量白细胞（含脓细胞）

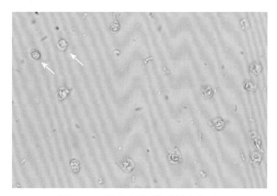

图 1-25　单个核与分叶核白细胞

三、上皮细胞

尿液中脱落的上皮细胞（epithelial cell）多来自泌尿系统的肾小管、肾盂、肾盏、输尿管、膀胱、前列腺和尿道等处，

阴道脱落的鳞状上皮细胞亦可混入尿液中。肾小管内由立方上皮细胞所被覆；肾盂、输尿管、膀胱和尿道近膀胱处的表面由尿路上皮细胞（曾称为移行上皮细胞或变移上皮细胞）所被覆；男性前列腺及尿道部位由柱状上皮细胞所被覆，尿道下段和阴道表层由复层鳞状上皮细胞所被覆。这些部位出现病变，尿液中相应部位脱落的上皮细胞会增加。

1. 肾小管上皮细胞（renal tubular epithelial cell）　为肾小管远曲小管和近曲小管立方上皮脱落的细胞，其形态不一，且在尿液中容易变形，有四边形（图 1-26）、圆形或不规则形（图 1-27），也有多边形，体积是中性粒细胞的 1.5 ~ 2 倍，直径多不超过 20μm；细胞为单个核，胞核较大、呈圆形，核膜厚而清晰易见；胞质中含有不规则的颗粒，有时颗粒甚多，以至于看不清胞核。尿液中脱落的肾小管上皮细胞增大，见于肾小

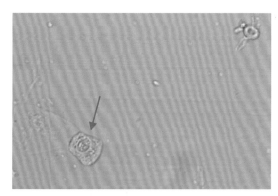

图 1-26　肾小管上皮细胞

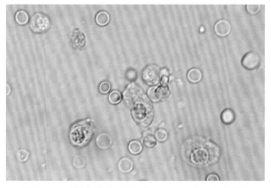

图 1-27　肾小管上皮细胞与红细胞、白细胞

球肾炎、肾小管肾炎、间质性肾炎等，当大量或成堆出现时（图1-28），表明肾小管有坏死性病变；肾移植术后1周内可出现较多的肾小管上皮细胞，随后逐渐减少，当发生排异反应时，尿液中可再度出现成片脱落的肾小管上皮细胞。相差显微镜下其细胞膜及胞核更清晰易见（图1-29）。

2. 脂肪颗粒细胞 在某些慢性肾脏疾病时，肾小管上皮细胞易发生脂肪变性，胞质内出现较多数量不等、分布不均的脂肪颗粒或脂肪滴小体。若此类脂肪滴小体充满胞质，覆盖胞核，以明显突出的颗粒覆盖整个细胞的形态出现，则称为脂肪颗粒细胞（图1-30～图1-32）。在偏振光显微镜下，脂肪小滴可呈现出"马耳他十字"结构（图1-33），也被称为卵圆脂肪小体（OFB）。

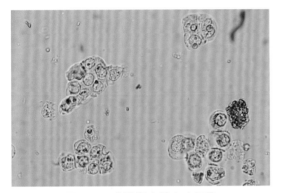

图1-28 大量肾小管上皮细胞

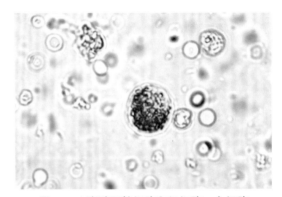

图1-31 脂肪颗粒细胞和红细胞、白细胞

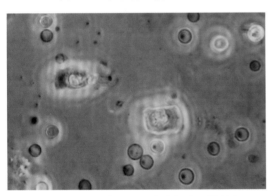

图1-29 肾小管上皮细胞（相差显微镜）

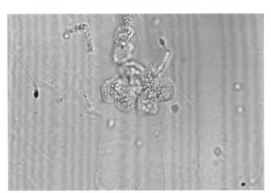

图1-32 脂肪颗粒细胞团

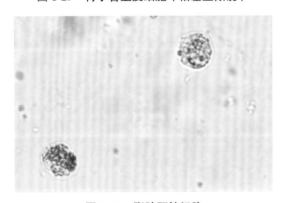

图1-30 脂肪颗粒细胞

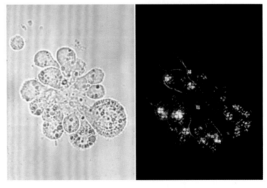

图1-33 脂肪颗粒细胞团（右图为偏振光显微镜下所见）

3. 含铁血黄素颗粒和含铁血黄素细胞
含铁血黄素是一种铁储存复合物，它只存在于细胞内，是铁蛋白、变性铁蛋白和其他物质的复合物，颗粒大小为 2 ~ 3μm。含铁血黄素的过度积聚通常在单核－吞噬细胞系统出现，在尿液中多来源于大量含铁血黄素颗粒沉积的肾小管上皮细胞或吞噬大量含铁血黄素颗粒的吞噬细胞。含铁血黄素细胞大小为 10 ~ 30μm，多为圆形、不规则形和多边形等，胞核多数不易见到。胞质中含有粗糙的黄褐色含铁血黄素颗粒，用普鲁士蓝（Prussian blue）染色后细胞内的颗粒呈现蓝色（图 1-34 和图 1-35）。含铁血黄素颗粒既可出现于肾小管上皮细胞内，也可游离于细胞外，出现在管型内。

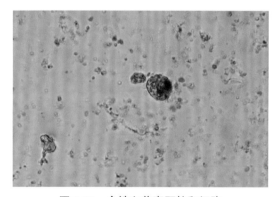

图 1-34　含铁血黄素颗粒和细胞

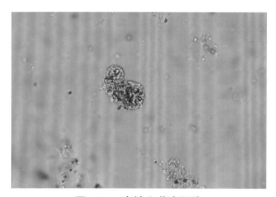

图 1-35　含铁血黄素细胞

4. 底层尿路上皮细胞（deep layer urothelial epithelial cell）　也称底层移行上皮细胞，位于尿路上皮底层或深层，形态

较圆，不属于肾小管上皮细胞。该细胞体积较小，但较肾小管上皮细胞略大，以圆形和椭圆形为主；胞核略大，但较肾小管上皮细胞胞核略小；胞质比肾小管上皮细胞略丰富，颗粒甚少（图 1-36）。在临床检验工作中需注意两类细胞间的区别，来源不同，临床意义亦不同。因其来自输尿管、膀胱和尿道的深层，若较多出现或成团脱落（图 1-37），并伴有白细胞增多，表明尿道有炎症或炎症较为严重，甚至可能有坏死性病变。

5. 中层尿路上皮细胞（intermediate layer urothelial epithelial cell）　也称中层移行上皮细胞，体积大小不一，常呈鱼形、梨形、纺锤形或蝌蚪形，因此也依形态称为尾形上皮细胞。细胞长 20 ~ 40μm，胞核较大，呈圆形或椭圆形，常偏于细胞一侧（图 1-38 和图 1-39）。该细胞多来自肾盂，故又称之为肾盂上皮细胞；有时亦可来自输尿管

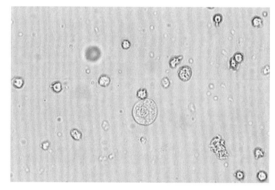

图 1-36　底层尿路上皮细胞和白细胞

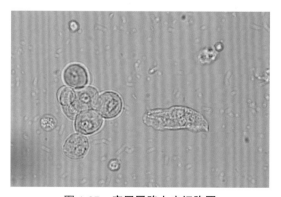

图 1-37　底层尿路上皮细胞团

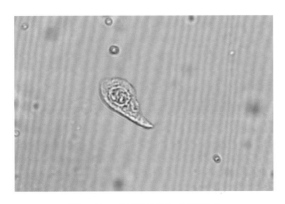

图 1-38 中层尿路上皮细胞 1

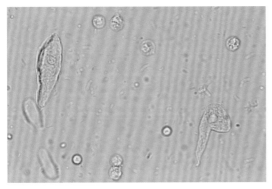

图 1-39 中层尿路上皮细胞 2

及膀胱颈部，这些部位发生炎症时，可见该细胞成片、大量脱落于尿液中，提示患有肾盂肾炎。

6. 表层尿路上皮细胞（superficial layer urothelial epithelial cell） 也称表层移行上皮细胞，多为大圆形，来自尿路上皮细胞表层。其体积大小不一，如在器官充盈时脱落，胞体较大，为白细胞的 4 ~ 6 倍，多呈不规则圆形，胞核较小，常居中，胞质丰富（图 1-40）；如在器官收缩时脱落，则胞体较小，为白细胞的 2 ~ 3 倍，形态较圆，胞核较前者略大，多居中，胞质相对减少。急、慢性膀胱炎时可大量脱落，并伴有白细胞增多（图 1-41）。

7. 多核尿路上皮细胞（multinuclear urothelial epithelial cell） 也称多核移行上皮细胞。一般来源于尿路上皮细胞，正常人可偶见双核尿路上皮细胞，受病毒感染或某种理化因素刺激时，细胞核异常分裂为 2 个以上，一般以 2 ~ 3 个核为主（图 1-42）。如胞体显著增大，甚至可大于鳞状上皮细胞。胞体大小可相差 10 倍，宽度可在 20 ~ 200μm，胞体呈多角形和椭圆形，细胞内有数个到数十个椭圆形的胞核（图 1-43 和图 1-44）。胞核及胞质内有时可见到嗜酸性或嗜碱性包涵体，则该细胞被称

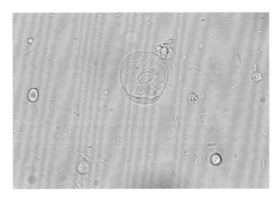

图 1-40 表层尿路上皮细胞 1

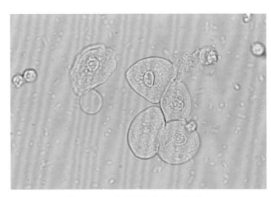

图 1-41 表层尿路上皮细胞 2

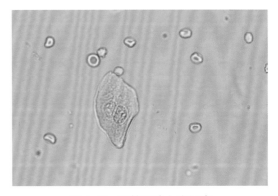

图 1-42 双核尿路上皮细胞

为多核巨细胞（multinuclear giant cell），其内含胞核更多（图1-45）。多见于麻疹、水痘、腮腺炎、流行性出血热等病毒性感染患者，也可见于泌尿系统炎症和放疗后患者的尿液中。

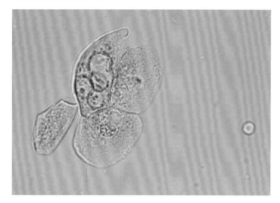

图1-43　多核尿路上皮细胞

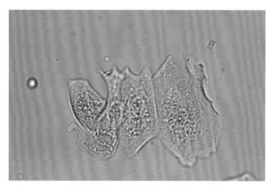

图1-44　多核尿路上皮细胞和多核巨细胞（右）

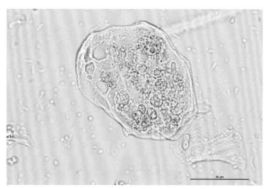

图1-45　多核巨细胞

8.鳞状上皮细胞（squamous epithelial cell）　胞体多扁平而薄，又称复层扁平上皮细胞（stratified pavement epithelial cell），主

要来自男性尿道外口、女性尿道和阴道的表层，是尿路上皮细胞中体积最大的细胞。外形多不规则，多边多角，边缘常卷折；胞核很小，呈圆形或卵圆形，为尿路上皮细胞中胞核最小者（图1-46）；全角化时胞核更小或无核；胞质丰富。当大量出现同时伴有白细胞数量增加时，表示泌尿道有炎症（图1-47和图1-48）。若鳞状上皮细胞表面覆盖有大量的杆菌（加德纳菌）

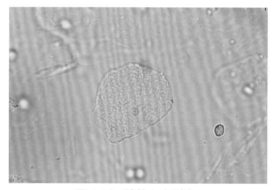

图1-46　鳞状上皮细胞1

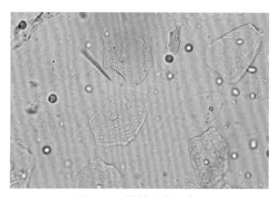

图1-47　鳞状上皮细胞2

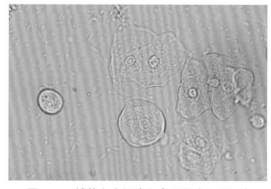

图1-48　鳞状上皮细胞和表层尿路上皮细胞

则被称为线索细胞（图 1-49）。女性常有来自阴道的表层鳞状上皮细胞，其外缘的边角更为明显，常随尿液排出，其数量常高于男性 5 倍以上。在正常妇女的尿液中常见到来自阴道的表层鳞状上皮细胞污染，一般无临床意义。

1-53）；在新鲜尿液中可见阿米巴样伪足活动；胞核呈肾形或类圆形，结构细致，稍偏位；胞质内可见较多的吞噬物，有红细胞、白细胞、脂肪滴、精子、颗粒状物质，甚至其他小吞噬细胞等。

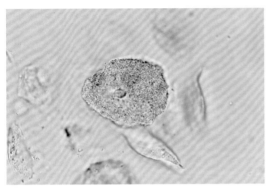

图 1-49　线索细胞

四、吞噬细胞

吞噬细胞（phagocyte）根据来源主要分为两类：小吞噬细胞和大吞噬细胞。中性粒细胞亦有吞噬功能，可以吞噬侵入机体的细菌（图 1-50）和真菌（图 1-51）等成分。中性粒细胞吞噬物质后被称为小吞噬细胞，其体积为白细胞的 2 ~ 3 倍，主要吞噬细菌等微小物质（图 1-52）。大吞噬细胞来自单核细胞和组织细胞，边缘多不整齐，呈圆形或椭圆形，胞质丰富，常有空泡，体积为白细胞的 3 ~ 6 倍（图

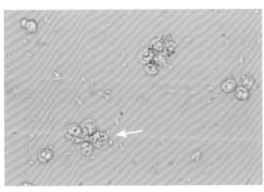

图 1-50　中性粒细胞吞噬细菌

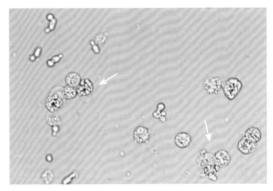

图 1-51　中性粒细胞吞噬真菌

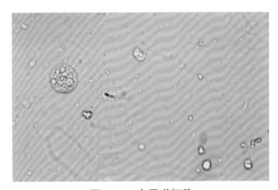

图 1-52　小吞噬细胞

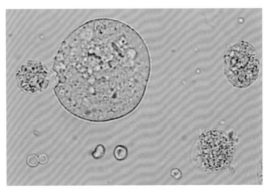

图 1-53　大吞噬细胞

第三节　尿液中的管型

管型（cast）是有机物或无机物，如蛋

白质、细胞或结晶等成分，在肾小管和集合管内凝固形成的圆柱状聚体，因此也被称为柱状体（cylinder）。管型是尿液中的重要病理性成分，尿液中出现管型往往提示肾脏有实质性损害。管型一般多呈平直或弯曲的形态，其长短、粗细不一，但两边多平行、末端多钝圆。管型的主要类型有透明管型、颗粒管型、细胞管型、蜡样管型及其他特殊形态的管型。各类管型示意图见图1-54。

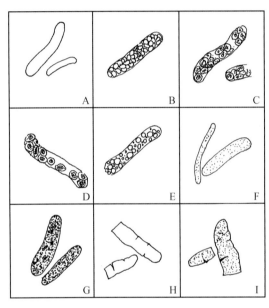

图1-54　各类管型示意图

A.透明管型；B.红细胞管型；C.白细胞管型；D.上皮细胞管型；E.脂肪管型；F.细颗粒管型；G.粗颗粒管型；H.蜡样管型；I.肾衰竭管型

一、透 明 管 型

透明管型（hyaline cast）是由T-H蛋白和少量清蛋白共同形成，也是各种管型的基本结构。管型呈规则圆柱体状，长短、粗细不一。一般为两边平行、两端钝圆，平直或略弯曲；质地较薄，无色、半透明，表面光滑，但也有少许颗粒或少量细胞黏附在管型外或包含于其中（图1-55和图1-56）；折光性较差，镜下观察时应将显微

镜视野调暗，否则易漏检。经SM染色或S染色后，透明管型可更清晰地呈现（图1-57和图1-58）。透明管型在正常人晨尿中可偶尔见到，儿童尿中较成人略多，老年人尿中较为常见；剧烈运动、高热、心脏功能不全时透明管型略微增多，肾脏实质性病变时可明显增多。

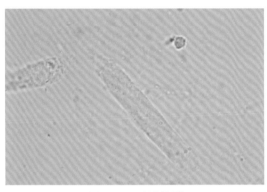

图1-55　透明管型

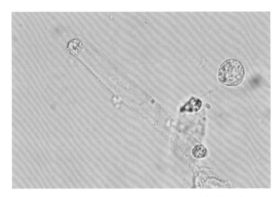

图1-56　透明管型（有两个白细胞黏附）

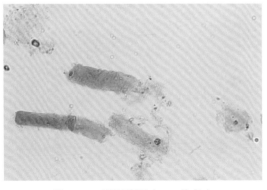

图1-57　透明管型（SM染色）

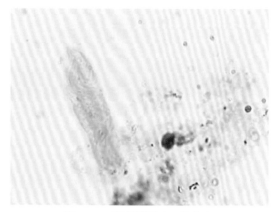

图 1-58 透明管型（S 染色）

二、颗粒管型

颗粒管型（granular cast）内含大小不等的颗粒状物质，含量超过管型容积的 1/3。颗粒管型一般较透明管型短而宽大，不染色标本呈淡黄褐色或暗褐色，还可按颗粒的粗细分为两种：粗颗粒管型和细颗粒管型。粗颗粒管型中常充满粗大颗粒，多呈暗褐色（图 1-59）；细颗粒管型中含许多细沙样颗粒，不透明，呈灰色或微黄色（图 1-60）。经 SM 染色或 S 染色后管型轮廓和内含颗粒可更清晰地呈现（图 1-61 和图 1-62）。正常人尿中无颗粒管型，但在剧烈运动后、高热、脱水等情况下可偶见细颗粒管型。尿中细颗粒管型出现和增加，提示肾脏有实质性病变，常见于急慢性肾小球肾炎、肾病综合征、肾小管硬化症、药物中毒等患者。在一般情况下，尿中细颗粒管型是相对于粗颗粒管型而言的，并无明显的区分标准，细颗粒管型出现一般表示症状较轻，而粗颗粒管型出现提示病情加重。

三、细胞管型

因管型在肾小管内形成，故一般只包含红细胞、白细胞和肾小管上皮细胞，因此而形成的管型主要是包含这三类成分的

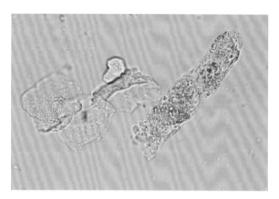

图 1-59 粗颗粒管型

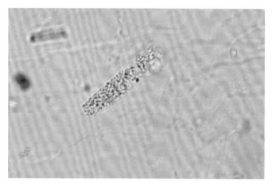

图 1-60 细颗粒管型

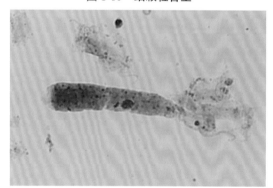

图 1-61 颗粒管型（SM 染色）

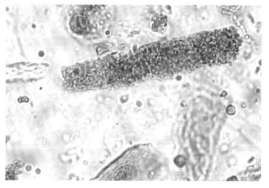

图 1-62 粗颗粒管型（S 染色）

细胞管型，也可以有同时含两种以上细胞成分的管型。

1. 红细胞管型　红细胞管型（erythrocyte cast）中内容物以出现多个完整红细胞为主，外观略带黄褐色，可见到完整清晰、形态正常或异常的红细胞个体，易于识别（图1-63）。但有时红细胞互相粘连而无明显的界限，有时甚至残缺不全，在管型边缘可见形态完整的红细胞（图1-64）；有时因溶血仅可见到红细胞淡影或红细胞碎片。红细胞管型在尿路中停留的时间较长，管型内的红细胞会逐渐分解破坏，管型内可见棕色到红色的颗粒（图1-65），称为血液管型（blood cast）。经S染色后可见管型内红细胞形态完整、清晰，而管型基质则被染成淡蓝色（图1-66）。

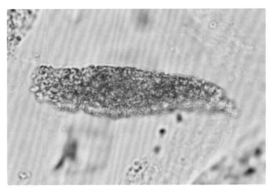

图 1-65　血液管型

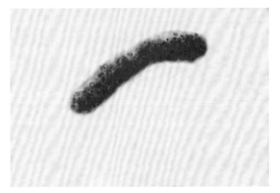

图 1-66　红细胞管型（S 染色）

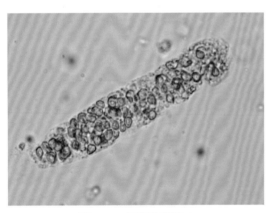

图 1-63　红细胞管型 1

2. 白细胞管型　白细胞管型（leukocyte cast）内容物以形态完整的白细胞为主，其细胞数量因管型大小不同而多少不一，有时同时含有退化变性坏死的白细胞（或脓细胞），一般多为中性粒细胞（图1-67和图1-68）。管型内的白细胞多为圆形，有时呈团状相互重合，也可呈残破状（图

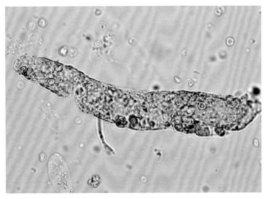

图 1-64　红细胞管型 2

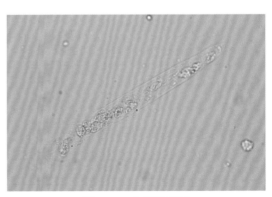

图 1-67　白细胞管型

1-69）。正常人尿中一般不会出现白细胞管型，检出白细胞管型则提示肾脏有化脓性或细菌性感染，常见于急性肾盂肾炎、间质性肾炎、狼疮性肾炎、急性肾小球肾炎和细菌尿伴有尿路感染的患者。经 S 染色后管型内细胞轮廓清晰，胞核清晰可见（图 1-70），管型基质被染成淡蓝色。

3. 肾小管上皮细胞管型 也称肾上皮细胞管型（renal epithelial cell cast），管型内所包容的为脱落于肾小管壁的肾小管上皮细胞。可分为两大类：一类是由单独脱落的肾小管上皮细胞进入管型内形成肾小管上皮细胞管型（图 1-71 和图 1-72）；另一类为急性肾小管坏死时，成片肾小管上皮细胞脱落，大量排出，大小不等，相互粘连，呈瓦片状排列，充满管型（图 1-73）；在黄疸患者尿中常被染为显著的黄色（图 1-74）。尿中检出肾小管上皮细胞脱落并形成管型，甚至呈片状排列、大量出现（图 1-75），可见于急性肾小管坏死、毒素反应、高热、子痫、重金属或化学物质中毒、肾移植术后排异反应期、肾淀粉样变等。在肾小球肾炎晚期，管型内的肾小管上皮细胞形态仍可保持完整。

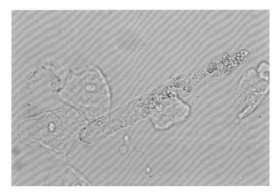

图 1-68 白细胞管型和鳞状上皮细胞

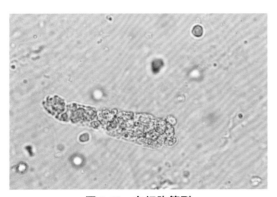

图 1-69 白细胞管型

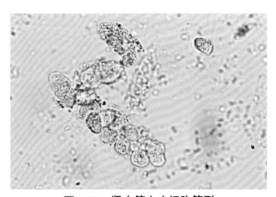

图 1-71 肾小管上皮细胞管型

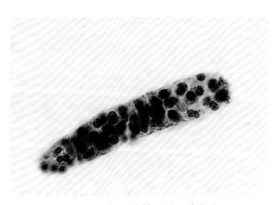

图 1-70 白细胞管型（S 染色）

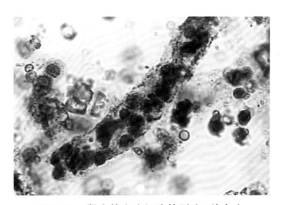

图 1-72 肾小管上皮细胞管型（S 染色）

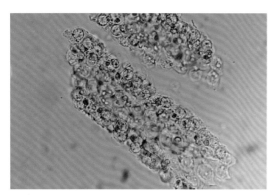

图 1-73　肾小管上皮细胞管型

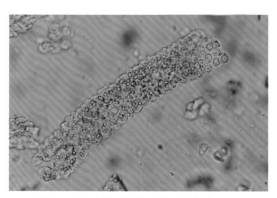

图 1-76　肾小管上皮细胞、红细胞管型

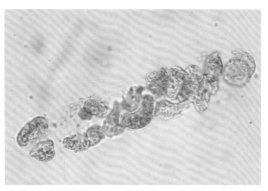

图 1-74　肾小管上皮细胞（黄疸尿）

四、蜡样管型

蜡样管型（waxy cast）是一类不含明显细胞和颗粒成分、表面光滑、折光度高、均匀蜡质感的管型。其大小不一、宽窄不一，外形类似透明管型或有少许颗粒，呈蜡烛样浅灰色或淡黄色，边缘清晰，常有切迹，折光性强、质地厚，易折断，多数较短而粗，两端常不整齐（图 1-77 和图 1-78）；一些蜡样管型还可略有弯曲或扭曲，呈泡沫状，在低渗溶液、水和不同的 pH 介质内均不易溶解。蜡样管型有时处于变化中，即一端蜡样化，另一端可能会含有少许颗粒状物质（图 1-79）。S 染色可呈明显的紫红色，其扭曲折叠现象显著（图 1-80）。

　　4. 复合细胞管型　含两种以上细胞成分的管型被称为复合细胞管型（mixed cells cast），或简称为细胞管型，一般常见白细胞与红细胞出现在同一管型内（图 1-75），比较罕见的有肾小管上皮细胞和红细胞出现在同一管型内（图 1-76），三种细胞共同出现者则更为罕见。

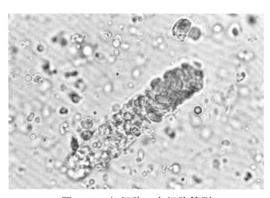

图 1-75　红细胞、白细胞管型

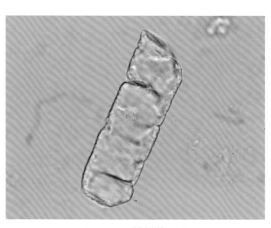

图 1-77　**蜡样管型 1**

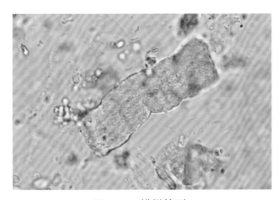

图 1-78 蜡样管型 2

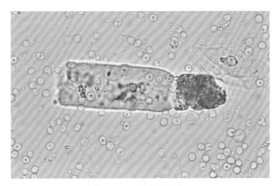

图 1-79 蜡样管型 3

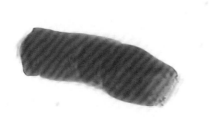

图 1-80 蜡样管型（S 染色）

五、宽大管型

宽大管型也称为宽管型或肾衰竭管型，其宽度可达 50μm 以上，是一般管型的 2～6 倍。宽大管型具有所有管型的特征，既宽又长，可横跨整个视野（图 1-81），不规则，易折断，有时呈扭曲状。管型内可包含颗粒（图 1-82）、细胞等各种成分，也可形成蜡样管型（图 1-83）。宽大管型一般形成于较宽大的肾小管内，主要是在破损扩张的肾小管、集合管或乳头管内形成。多数宽大管型由颗粒管型和蜡样管型演变而来，但也可由其他管型演变而成。出现此类管型说明肾脏功能严重受损，提示肾脏局部有严重的尿液滞留，导致肾小管扩张而形成。常见于肾功能不全、血型不符的输血后溶血反应、急性肾功能衰竭等情况。S 染色后管型基质呈紫红色（图 1-84）。

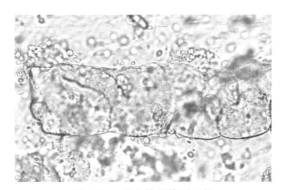

图 1-81 宽大蜡样管型局部

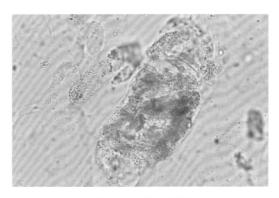

图 1-82 宽大管型

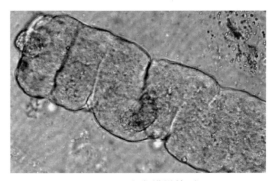

图 1-83 宽大蜡样管型

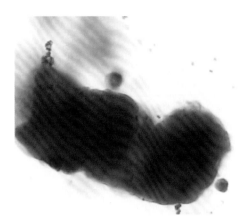

图 1-84　宽大管型（S 染色）

六、其他管型

　　管型内还可因含有其他成分而形成特殊的管型，如含有脂肪小滴的管型被称为脂肪管型（图 1-85），经苏丹Ⅲ染色后脂肪小滴被染成橙红色（图 1-86）；含有脂肪颗粒细胞的管型被称为脂肪颗粒细胞管型（图 1-87）；含有尿酸结晶（图 1-88）或含有草酸钙结晶（图 1-89）的管型均可被称为结晶管型；含有胆红素颗粒的管型被称为胆红素管型（图 1-90）；含有罕见亮氨酸结晶的管型被称为亮氨酸结晶管型（图 1-91）；含有大量红细胞碎片及其他碎片且数量较多、呈棕黄色的管型被称为泥棕色管型（图 1-92）；两个管型内外相互包容在一起者被称为嵌套管型（图 1-93

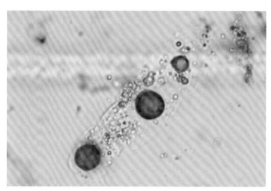

图 1-86　脂肪管型（苏丹Ⅲ染色）

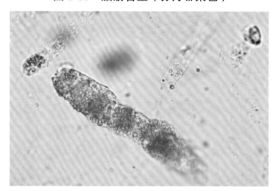

图 1-87　脂肪颗粒细胞管型

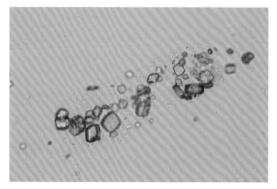

图 1-88　尿酸结晶管型

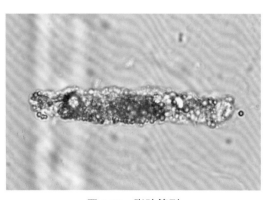

图 1-85　脂肪管型

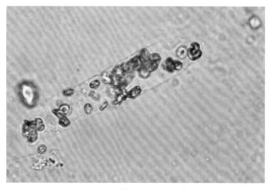

图 1-89　草酸钙结晶管型

和图 1-94）；主要以管型蛋白质构成的管型称为蛋白管型（图 1-95 和图 1-96），由本周蛋白（M 蛋白）形成的骨髓瘤管型则需要特殊实验的鉴定才可确认。

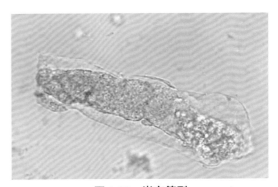

图 1-93 嵌套管型

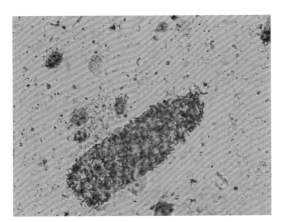

图 1-90 胆红素管型

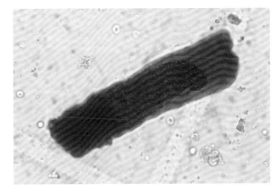

图 1-94 嵌套管型（SM 染色）

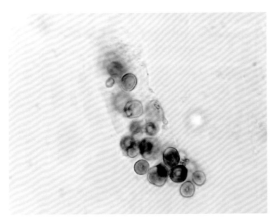

图 1-91 亮氨酸结晶管型

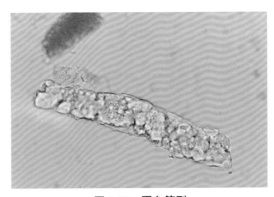

图 1-95 蛋白管型

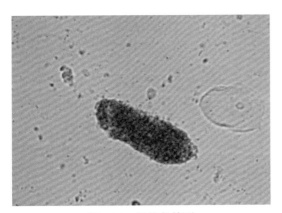

图 1-92 泥棕色管型

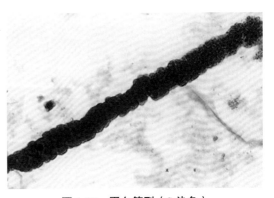

图 1-96 蛋白管型（S 染色）

当管型内可见明显活动的细菌时，可判定为细菌管型（图1-97）；当管型内红细胞完全溶解或充满血红蛋白时可称为血红蛋白管型（图1-98），肌红蛋白管型当其形态、颜色与血红蛋白管型类似时，仅依靠形态难以鉴别；管型内含有含铁血黄素颗粒，经普鲁士蓝染色为阳性时可确认为含铁血黄素颗粒管型（图1-99）；当管型内含有无定形盐类结晶时，可认定为盐类结晶管型（图1-100），但需要与经黏液丝黏附在一起的盐类结晶相鉴别。

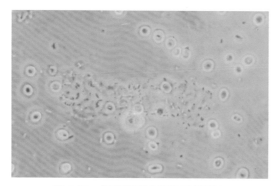

图1-97　细菌管型（相差显微镜）

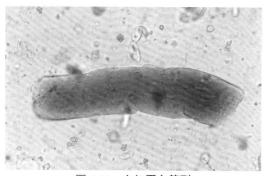

图1-98　血红蛋白管型

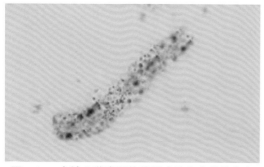

图1-99　含铁血黄素颗粒管型（普鲁士蓝染色）

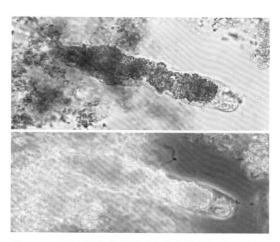

图1-100　无定形盐类结晶管型（光镜和相差显微镜）

第四节　尿液中的结晶

以往根据尿结晶是经常出现在酸性尿中还是在碱性尿中，将其划分为酸性尿结晶或碱性尿结晶。为了便于临床应用，通常将尿结晶划分为生理性结晶和病理性结晶，此外还有药物性结晶。无论是生理性结晶还是病理性结晶，都有其诊断与鉴别价值。而各种化学药物的使用，使得尿中出现药物结晶的比例增加，在判断这种结晶时应及时了解患者药物治疗情况，并及时与临床沟通。

1. 草酸钙结晶　草酸钙结晶（calcium oxalate crystal）还可细分为一水草酸钙结晶和二水草酸钙结晶。最为常见的为二水草酸钙结晶，为无色、方形或长方形，折光性强，有两条明显、高亮度、相互交叉的"X"形对角线（图1-101）；一水草酸钙结晶则有椭圆形、哑铃形（图1-102）、双凹陷椭圆形（图1-103和图1-104）、球形（图1-105）、六角形（图1-106）等多种形态（图1-107和图1-108）。椭圆形草酸钙结晶与红细胞形态类似，应注意鉴别。该类结晶溶解度低，易在酸性尿中析出。

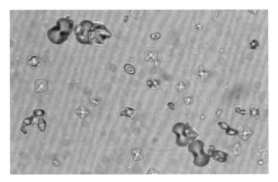

图 1-101 二水草酸钙结晶

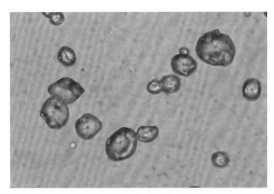

图 1-105 一水草酸钙结晶 3

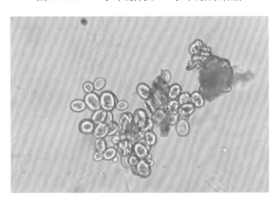

图 1-102 二水草酸钙和一水草酸钙结晶

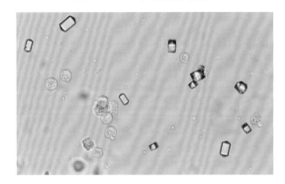

图 1-106 一水草酸钙结晶和白细胞

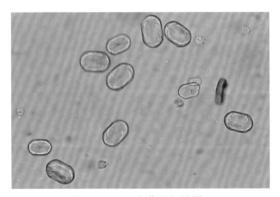

图 1-103 一水草酸钙结晶 1

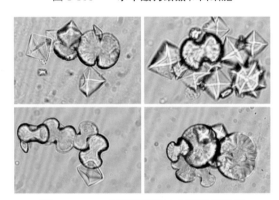

图 1-107 一水草酸钙和二水草酸钙结晶

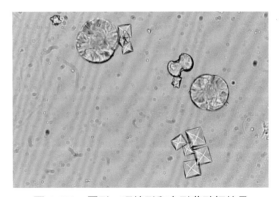

图 1-104 一水草酸钙结晶 2

图 1-108 圆形、哑铃形和方形草酸钙结晶

2. 尿 酸 结 晶　尿 酸 结 晶（uric acid crystal）在尿中初形成时本无色，但是由于其容易吸附尿中的颜色而呈现深浅不一的黄色或黄褐色，这种着色有助于对其识别。尿酸结晶体积相差悬殊。尿酸结晶形状多样，常见有三棱形、斜方形、哑铃形、菱形、蝴蝶形（花瓣形）、针形、木楔形、立方体形、四边形、六边形、腰鼓形、"X"形、笔尖形及不规则形等（图 1-109 ~ 图 1-114），且大小不一。尿酸结晶多出现于酸性尿中。

3. 尿酸钠结晶　尿酸钠结晶（sodium urate crystal）也称为单水尿酸钠结晶，为无色到淡黄色的细棒状或细棱柱状，有立体感及金属光泽，双末端平齐，可单独出现（图 1-115）或集结成小簇（图 1-116）存在，单独出现时往往不会引起观察者关注。一般在酸性尿中可见。

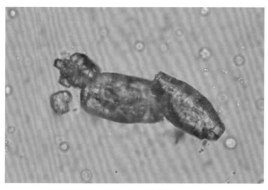

图 1-111　尿酸结晶 3

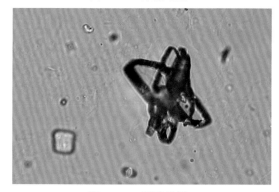

图 1-112　尿酸结晶 4

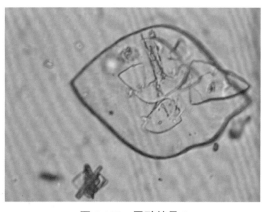

图 1-109　尿酸结晶 1

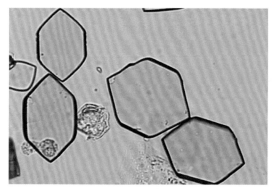

图 1-113　尿酸结晶 5

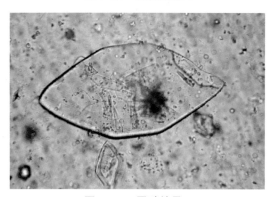

图 1-110　尿酸结晶 2

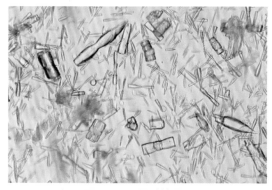

图 1-114　尿酸结晶 6

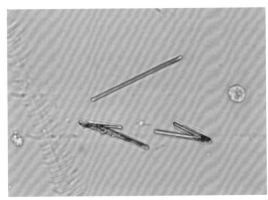

图 1-115 尿酸钠结晶 1

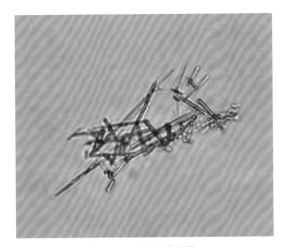

图 1-116 尿酸钠结晶 2

4. 马尿酸结晶 马尿酸结晶（hippuric acid crystal）是人及食草类动物尿中的正常成分，人尿中少见，食草类动物尿中常见。结晶以长短不一、粗细不等的棱柱状出现，末端呈三角形或尖角形，此外还有针形（呈丛状排列）、斜方形板状、斜方形柱状或三棱状（图 1-117）。如食用含保鲜剂或防腐剂过多的食物和药物，或者肝脏疾病患者在高热期间，均可能排出高浓度的马尿酸，并出现结晶。该结晶多出现于碱性尿中，偶然出现于酸性或中性尿中，甚至可与尿酸结晶同时出现（图 1-118）。

5. 尿酸铵结晶（ammonium urate crystal）尿酸铵也称为重尿酸铵盐，是形成尿酸铵结晶的基本成分，是尿酸与游离铵结合的产物。尿酸铵结晶在新鲜酸性尿中很少出现，通常出现于 pH > 6.5 的尿中，也是碱性尿中唯一出现的尿酸盐类结晶。尿酸铵结晶多为黄褐色不透明晶体，形态奇特，其典型特征是树根状、海星状、棘球状，也可见哑铃状等形态（图 1-119 ~ 图 1-122）。

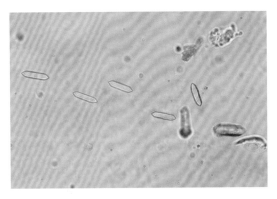

图 1-117 马尿酸结晶

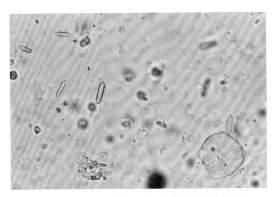

图 1-118 马尿酸结晶和尿酸结晶（右下）

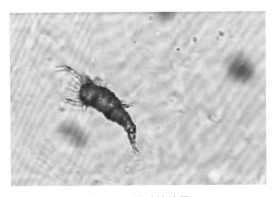

图 1-119 尿酸铵结晶 1

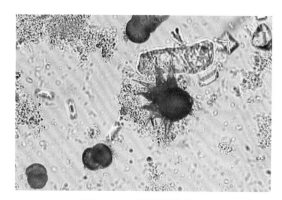

图 1-120　尿酸铵结晶 2

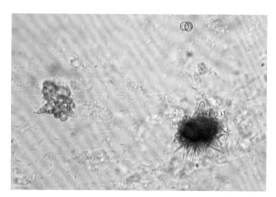

图 1-121　尿酸铵结晶 3

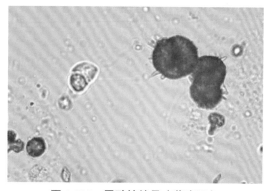

图 1-122　尿酸铵结晶（黄疸尿）

6. 无定形尿酸盐结晶　无定形尿酸盐结晶（amorphous urate crystal），主要是尿酸钠、钾、钙、镁的混合物。外观呈黄色、非晶形颗粒状或小球状沉淀物，在低温、浓缩或酸性较强的尿中容易析出并沉淀，沉淀物多呈黄色至粉红色（图 1-123）。

7. 无定形磷酸盐结晶　无定形磷酸盐结晶（amorphous phosphate crystal）呈灰白色非晶性细小颗粒状，常见于碱性和中性尿中，当排出量多及天气冷时会自然下沉，形成白色沉淀物（图 1-124）。

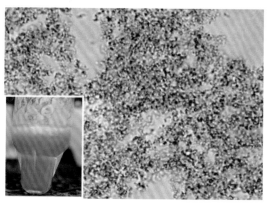

图 1-123　无定形尿酸盐结晶（小图为沉淀物外观）

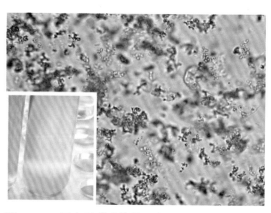

图 1-124　无定形磷酸盐结晶（小图为沉淀物外观）

8. 磷酸铵镁结晶　磷酸铵镁结晶（ammonium-magnesium phosphate crystal）也称为三联磷酸盐结晶（triple phosphate crystal），是尿中比较常见的结晶体，常与无定形磷酸盐结晶同时出现。最常见的形态为屋顶形（图 1-125）、梯形（图 1-126）和棱柱形（图 1-127），也可见信封形或羽毛形、剪刀形（图 1-128）等。结晶体无色，体积大小相差悬殊，有很强的折光性，形态容易辨认，多在碱性尿中出现，同时还可伴有无定形磷酸盐（图 1-129 和图 1-130）。

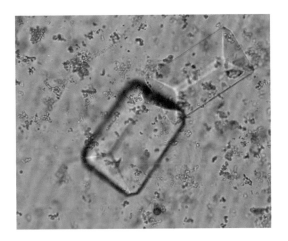

图 1-125 磷酸铵镁结晶 1

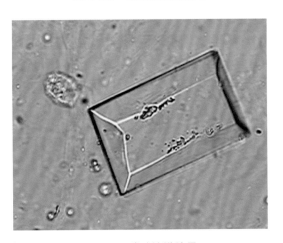

图 1-126 磷酸铵镁结晶 2

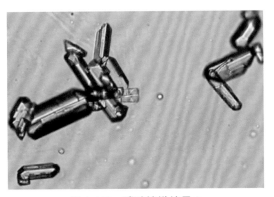

图 1-127 磷酸铵镁结晶 3

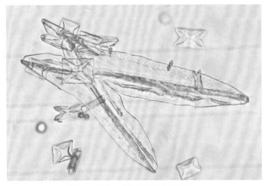

图 1-128 磷酸铵镁结晶 4

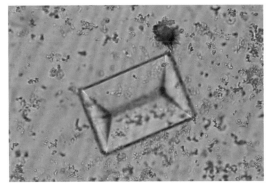

图 1-129 磷酸铵镁结晶和尿酸铵结晶

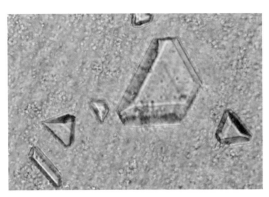

图 1-130 磷酸铵镁结晶

9. 磷酸钙结晶 磷酸钙结晶（calcium phosphate crystal）有两种常见形式：较为常见的一种是磷酸二钙结晶，呈无色、长薄的楔形（图 1-131）、棱柱形，或一端常聚在一起呈扇形，或交叉呈束状排列，甚至呈玫瑰花瓣状排列（图 1-132 和图 1-133），可出现于弱酸性尿及碱性尿中；另一种为片状磷酸钙结晶（图 1-134），这种结晶体积大，呈不规则片状、柱状，也有楔形和棱柱形，其片状表面常附有颗粒，易漂浮于尿液表面，形似泡沫，常见于弱碱性尿中，多为无色到灰白色。小型的片状结晶容易被误认为是退变的鳞状上皮细胞碎片。

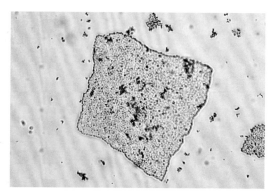

图 1-134　片状磷酸钙结晶

10. 硫酸钙结晶　硫酸钙结晶（calcium sulfate crystal）仅在酸性尿中出现，为无色长薄针状或棱柱形结晶，两段钝圆，可单个出现（图 1-135），也可聚集成束（图 1-136），或呈扇形或放射状排列（图 1-137），与磷酸钙结晶非常相似，但多在酸性尿中出现，也可同时伴有草酸钙结晶出现（图 1-138）。

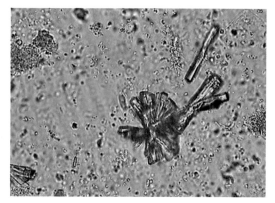

图 1-131　磷酸钙结晶 1

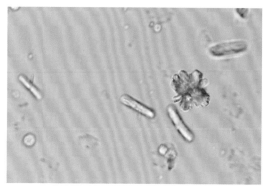

图 1-135　硫酸钙结晶 1

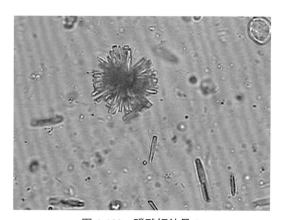

图 1-132　磷酸钙结晶 2

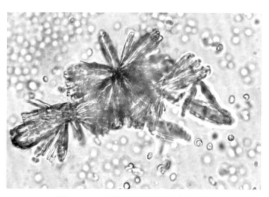

图 1-133　磷酸钙结晶和红细胞

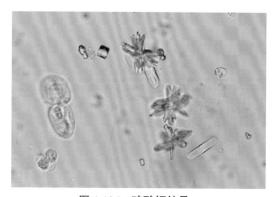

图 1-136　硫酸钙结晶 2

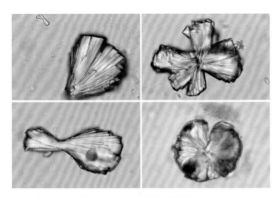

图 1-137 硫酸钙结晶 3

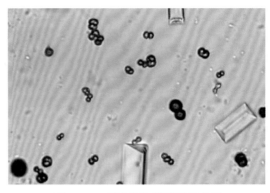

图 1-140 碳酸钙和磷酸铵镁结晶

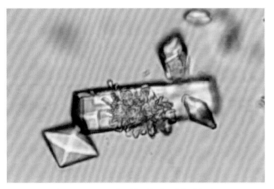

图 1-138 硫酸钙和草酸钙结晶

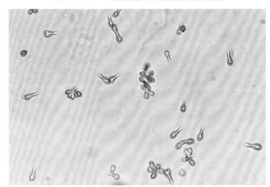

图 1-141 碳酸钙结晶 1

11. 碳酸钙结晶 碳酸钙结晶（calcium carbonate crystal）常与无定形磷酸盐结晶同时出现，其形态为小球形（图 1-139）、双球并列（图 1-140）、小火柴头或小哑铃形、鼓槌形（图 1-141 和图 1-142）、四联体交叉形，或为非晶形颗粒状，更有罕见的菊花样聚集晶体。结晶无色或呈黄褐色，有较强的双折光性。

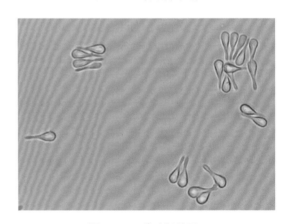

图 1-142 碳酸钙结晶 2

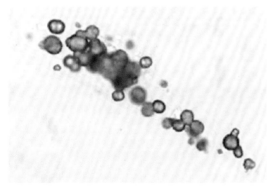

图 1-139 碳酸钙结晶

12. 胆红素结晶 胆红素结晶（bilirubin crystal）具有多种形态，如长短不一的针状（可成束分布，图 1-143 和图 1-144）、颗粒状（图 1-145）、菱形片状、圆片状、立方体样，有时可附着于白细胞或上皮细胞表面（见图 1-143），聚集在一起形成团状（图 1-146）。胆红素结晶颜色从黄褐色到红褐色不等，因胆红素具有明显的颜色，往往会将其他有形成分染上相同颜色。胆红素结晶常出现在酸性尿中，在阻塞性黄疸、暴发性肝衰竭、肝硬化、肝癌、急性磷中毒患者尿中易见。

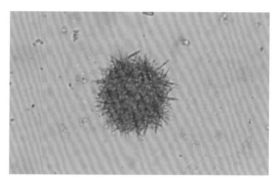

图 1-146　胆红素结晶 3

13. 胱氨酸结晶　胱氨酸结晶（cystine crystal）是蛋白质分解而来的产物。多呈无色六边形的薄片样，边长可不等，边缘清晰，折光性强，可上下重叠排列，也可单独出现（图 1-147 ~ 图 1-150）。在先天性胱氨酸代谢异常时易见；此外，由胱氨酸结晶所导致的结石尿中也易见。

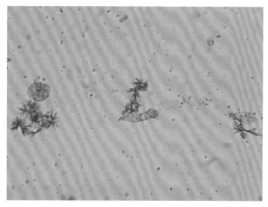

图 1-143　胆红素结晶和白细胞

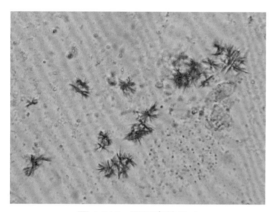

图 1-144　胆红素结晶 1

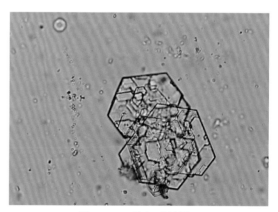

图 1-147　胱氨酸结晶 1

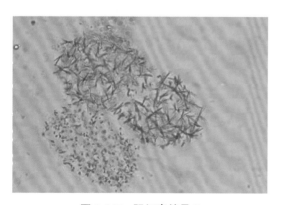

图 1-145　胆红素结晶 2

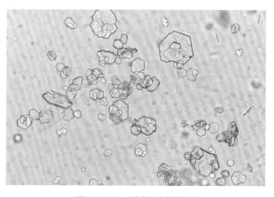

图 1-148　胱氨酸结晶 2

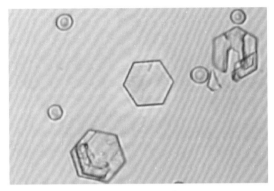

图 1-149 胱氨酸结晶 3

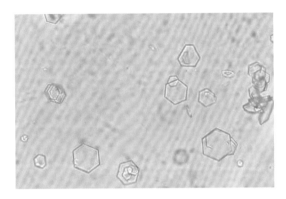

图 1-150 胱氨酸结晶 4

14. 酪氨酸结晶 酪氨酸结晶（tyrosine crystal）是蛋白质分解的产物，一般多出现在酸性尿中，呈无色或黄色的细针状，可单独出现，但经常聚集成簇（图 1-151 和图 1-152），也可与亮氨酸结晶同时出现。初形成时无色，会逐渐变为黄褐色或深棕色。在显微镜下观察调整焦距时，这种结晶会呈现黑色。见于急性磷中毒或四氯化碳中毒，急性组织坏死或肝硬化等患者。

15. 亮氨酸结晶 亮氨酸结晶（leucine crystal）为蛋白质分解产物，不常在尿中发现，常与酪氨酸结晶同时出现。亮氨酸结晶多出现在酸性尿中，为黄色到黄褐色、大小不一、折光性强的圆形或椭圆形球体，具有同心圆结构（有或无放射状条纹）和一个位于中心的核，类似脂肪球（图 1-153 ~ 图 1-155）。酪氨酸和亮氨酸结晶由于送检

时间长及温度影响易于分解，不易被发现，必要时需要低温保存和送检。亮氨酸结晶经硫酸铜染色可呈蓝色（图 1-156）。

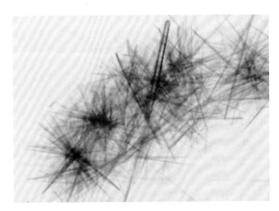

图 1-151 酪氨酸结晶 1

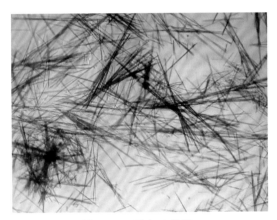

图 1-152 酪氨酸结晶 2

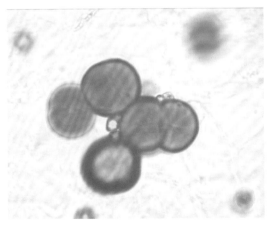

图 1-153 亮氨酸结晶

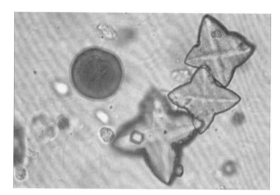

图 1-154　亮氨酸和草酸钙结晶

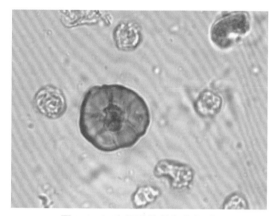

图 1-155　亮氨酸结晶和白细胞

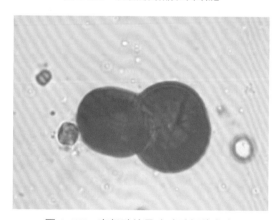

图 1-156　亮氨酸结晶（硫酸铜染色）

16. 胆固醇结晶　胆固醇结晶（cholesterol crystal）呈扁平的宽板状，多为缺角的长方形或方形，类似于层叠摆放的碎玻璃样，无色透明，或者被染成淡绿色到黄色。因其为脂类，密度低，常浮于尿液表面（图

1-157 ~ 图 1-160）。胆固醇结晶除了在尿中可检出，在胸腹水、关节液、穿刺液及粪便中也可检出；见于肾脏淀粉样变、肾盂肾炎、膀胱炎，以及出现脓尿、乳糜尿等的疾病。

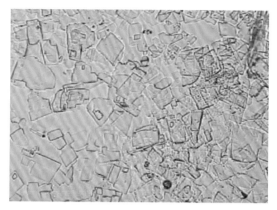

图 1-157　胆固醇结晶（低倍镜）

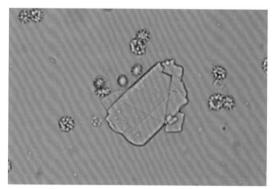

图 1-158　胆固醇结晶和红细胞

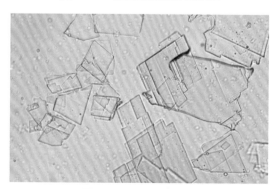

图 1-159　胆固醇结晶

17. 药物结晶　随着临床上使用药物种类的增多，尿中可见到的药物结晶

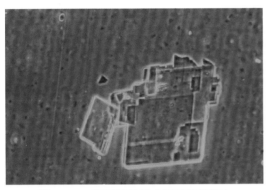

图 1-160　胆固醇结晶（相差显微镜）

（drug crystal）也日益增多。治疗药物导致的结晶尿以抗生素和抗病毒类药物居多，这些药物导致的结晶多以针状、窄片状、细小棱柱状单个或成束出现，颜色从黄色到黄褐色至黑色不等。药物结晶的判断要参考临床治疗药物使用情况，必要时使用偏振光显微镜、红外光谱、色谱技术等辅助鉴别。

典型的磺胺类药物结晶呈麦草捆状（图1-161）；阿莫西林克拉维酸钾结晶呈针状或聚集成束（图1-162）；阿昔洛韦结晶呈针状或窄板条状，单个或聚集成束（图1-163）；茚地那韦结晶呈较宽的针状，也可聚集成束（图1-164）；放射造影剂结晶呈不规则几何状（图1-165）；还有许多不明药物结晶（图1-166）。要判定和鉴别药物结晶一定要结合临床用药及治疗情况，形态学结合相应的化学溶解实验有助于鉴别。

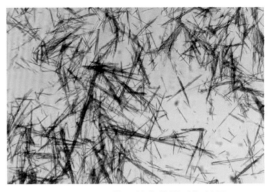

图 1-162　阿莫西林克拉维酸钾结晶

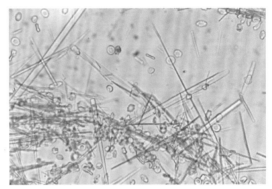

图 1-163　阿昔洛韦结晶

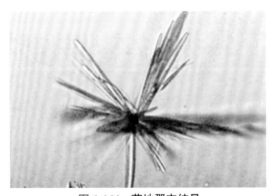

图 1-164　茚地那韦结晶

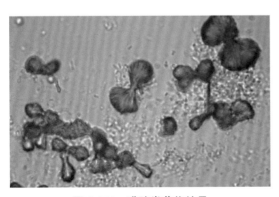

图 1-161　磺胺类药物结晶

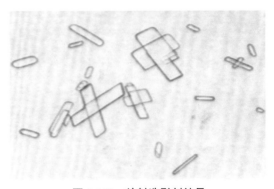

图 1-165　放射造影剂结晶

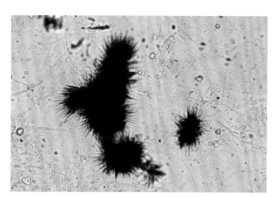

图 1-166 不明药物结晶（头孢曲松治疗后）

第五节 尿液中的其他有形成分

尿液检验中还可以发现许多其他有形成分，可能是感染、污染或外界混入物等造成。这些成分同样需要认真识别，必须排除外界混入物。这些成分包括精子（图1-167）、阴道毛滴虫、细菌（图1-168）、真菌（图1-169），外界混入的分生孢子（图1-170）等。

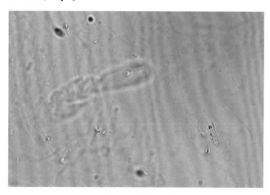

图 1-167 精子

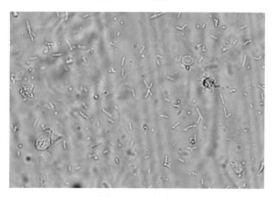

图 1-168 杆菌

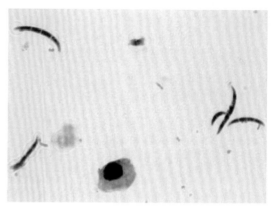

图 1-169 镰刀菌

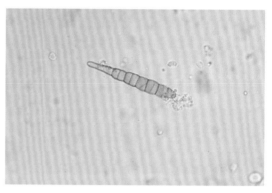

图 1-170 分生孢子（链格孢菌，外界混入物）

湿片镜检可观察阴道毛滴虫运动（图1-171）及其鞭毛，染色后可见到前鞭毛和后鞭毛、波动膜、轴柱、毛基体及核等结构（图1-172）；还可见到白细胞吞噬细菌及真菌现象（图1-173和图1-174），四联八叠球菌（图1-175）和链球菌（图1-176）。

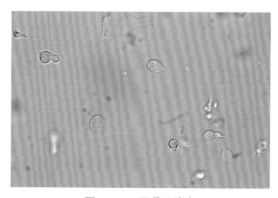

图 1-171 阴道毛滴虫

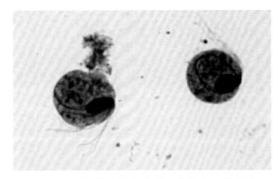

图 1-172 阴道毛滴虫（瑞-吉染色，油镜）

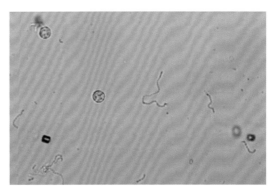

图 1-176 链球菌

　　其他干扰还包括：淀粉颗粒（图 1-177）、淀粉样小体（图 1-178）、滑石粉（图 1-179）、外界混入的花粉（图 1-180 和图 1-181）、杂物（图 1-182）、气泡（图 1-183）、脂肪滴（图 1-184）、霉菌（图 1-185 和图 1-186）、衣物脱落的纤维（图 1-187 和图 1-188）、假管型（图 1-189）不明物（图 1-190）等。

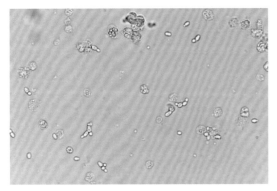

图 1-173 真菌和白细胞、红细胞

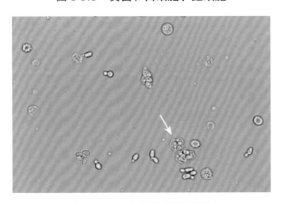

图 1-174 白细胞吞噬真菌

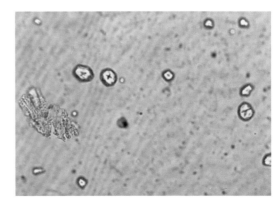

图 1-177 淀粉颗粒

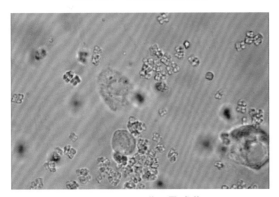

图 1-175 四联八叠球菌

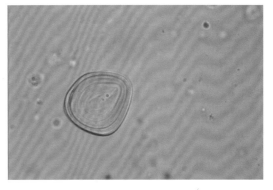

图 1-178 淀粉样小体（前列腺按摩术后）

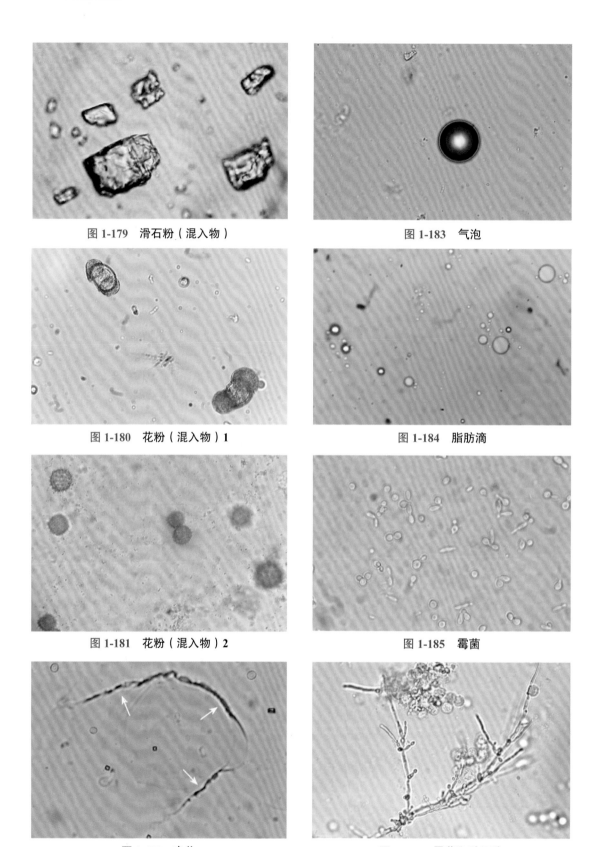

图 1-179　滑石粉（混入物）

图 1-183　气泡

图 1-180　花粉（混入物）1

图 1-184　脂肪滴

图 1-181　花粉（混入物）2

图 1-185　霉菌

图 1-182　杂物

图 1-186　霉菌和脓细胞

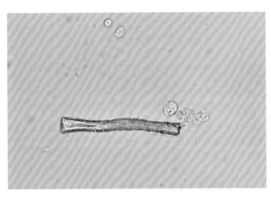

图 1-187 纤维 1

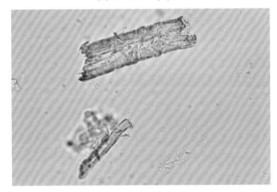

图 1-188 纤维 2

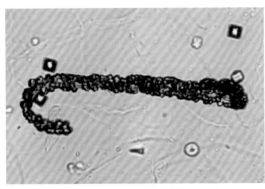

图 1-189 结晶聚集形成的假管型

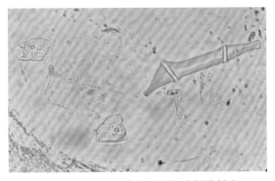

图 1-190 上皮细胞和不明物（低倍镜）

第六节 病例分析

尿液有形成分检查与泌尿系统疾病密切相关，也与影响泌尿系统的其他系统疾病密切相关，本节结合形态学图片介绍几类典型病例。其中尿液有形成分中异常细胞的发现，特别是肿瘤细胞的发现，必须经过初筛，制片染色（检验科采用瑞－吉染色为主），在低倍镜、高倍镜和油镜下细致观察，同时需要检验人员具备一定的临床经验，与临床沟通，有形态学鉴别能力并具有一定资质的专业人员进行检查和核发报告。

一、输尿管结石

（1）一般资料：患者男性，42 岁，来自急诊科，临床诊断为"血尿待查"。

（2）尿液外观及干化学检查：肉眼血尿，混浊；PRO 1+，LEU 1+，BLD 3+，KET 1+。

（3）尿液有形成分检查：新鲜尿液标本经离心、沉淀，光学显微镜检查，以及经涂片、染色镜检，镜下所见如图 1-191 ～图 1-194 所示。

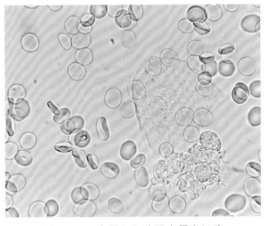

图 1-191 大量红细胞及少量白细胞
（未染色，×1000）

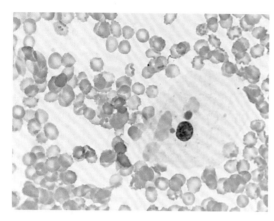

图 1-192　大量红细胞和少量鳞状上皮细胞
（瑞氏染色，×1000）

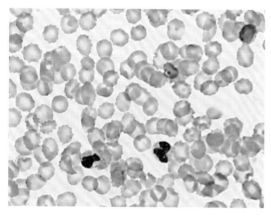

图 1-193　大量红细胞和少量中性粒细胞
（瑞氏染色，×1000）

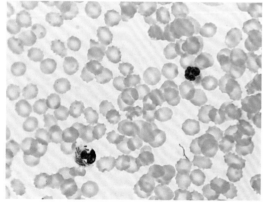

图 1-194　偶见白细胞吞噬细菌
（瑞氏染色，×1000）

（4）形态特征：涂片可见少量中性粒细胞及鳞状上皮细胞；可见大量红细胞，以非肾小球性红细胞为主。

（5）图文报告和提示：涂片可见大量红细胞，提示出血，请结合临床进一步明确诊断。

（6）病例分析和讨论：尿液红细胞分为肾小球性红细胞和非肾小球性红细胞，非肾小球性红细胞主要来源于肾小球以下部位，健康人、剧烈运动者或重体力劳动者可出现一过性血尿，泌尿系统炎症、结石、肿瘤、结核等及各种原因导致的泌尿道机械性损伤可出现肉眼血尿，泌尿系统邻近器官疾病也可出现血尿。该患者出现下腹疼痛、肉眼血尿，镜下可见大量非肾小球性红细胞及少量白细胞，进一步查腹部超声确诊为输尿管结石。

二、急性肾小球肾炎

（1）一般资料：患者男性，6 岁，来自肾内科，临床诊断为"血尿待查"。

（2）尿液外观及干化学检查：肉眼血尿，混浊；PRO 3+，LEU 1+，BLD 3+，KET 1+。

（3）尿液有形成分检查：新鲜尿液标本经离心、沉淀，光学显微镜检查和相差显微镜检查，形态学表现如图 1-195 ~ 图 1-198 所示。

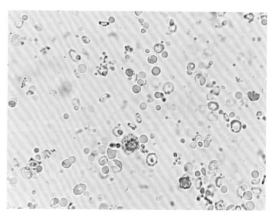

图 1-195　大量棘形红细胞和少许白细胞
（S 染色，×1000）

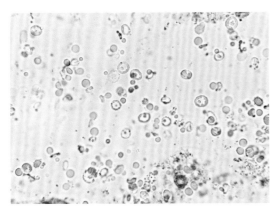

图 1-196　大量棘形红细胞及其他异形红细胞（S 染色，×1000）

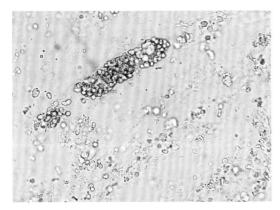

图 1-197　棘形红细胞、其他异形红细胞及红细胞管型（未染色，×400）

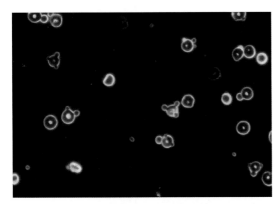

图 1-198　相差显微镜下可见典型棘形红细胞（未染色，×1000）

（4）形态特征：涂片可见少量中性粒细胞及鳞状上皮细胞；可见大量红细胞，以棘形红细胞、小红细胞和异形红细胞增多

为特点，还可见红细胞管型。

（5）图文报告和提示：涂片可见大量肾小球性红细胞，提示肾脏疾病，请结合临床进一步明确诊断。

（6）病例分析和讨论：该患者尿中可见大量红细胞，以棘形红细胞增多为特点（数量＞5%），以小球形红细胞增多为主，还有其他异形红细胞。尿液干化学检查显示蛋白阳性，首先考虑肾脏疾病。患者为儿童，而且有前期感染，考虑为急性肾小球肾炎可能，血尿、蛋白尿、水肿等表现与急性肾小球肾炎表现相同。急性肾小球肾炎尿中除可见大量肾性红细胞外，还可见白细胞、肾小管上皮细胞及其他上皮细胞等，管型以红细胞管型为主，部分病例还可见透明管型及颗粒管型等。本病例建议继续观察尿液形态学改变，配合其他相关检查进行确诊。

三、泌尿系统细菌性感染

（1）一般资料：患者女性，43 岁，来自泌尿外科，临床诊断为"泌尿系统感染"。

（2）尿液外观及干化学检查：黄色，混浊；LEU 3+，NIT 1+。

（3）尿液有形成分检查：新鲜尿液标本经离心，沉淀，光学显微镜检查，以及经沉渣涂片、染色镜检，镜下所见如图 1-199 ~ 图 1-202 所示。

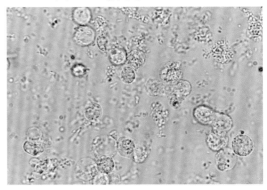

图 1-199　大量白细胞和细菌（未染色，×1000）

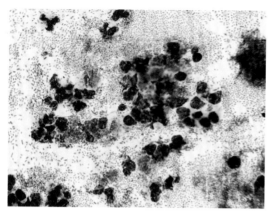

图1-200　中性粒细胞胞体不完整
（瑞氏染色，×1000）

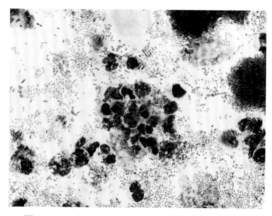

图1-201　部分中性粒细胞边界不清，呈团状
（瑞氏染色，×1000）

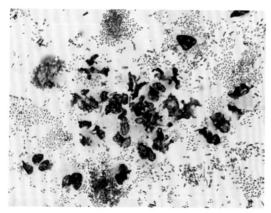

图1-202　背景可见大量球杆菌
（瑞氏染色，×1000）

（4）形态特征：未染色标本即可见到白细胞增多，以脓细胞为主，细菌明显增多。

涂片染色后可见有核细胞明显增多，以中性粒细胞为主，白细胞团（脓细胞）易见，吞噬细胞、尿路上皮细胞少量，可见大量细菌及胞内菌。

（5）图文报告和提示：涂片以中性粒细胞为主，可见大量细菌，提示泌尿系统炎症，建议做细菌培养。

（6）病例分析和讨论：该患者尿液中可见大量中性粒细胞及细菌，出现尿频、尿急、尿痛等临床症状，为典型的泌尿系统炎症。常见的泌尿系统炎症有尿道炎、膀胱炎、肾盂肾炎等，细菌性感染以大肠埃希菌、肠球菌、淋球菌常见，可通过微生物培养鉴定致病菌。泌尿系统炎症时尿液涂片白细胞明显高，常以中性粒细胞为主，可伴有吞噬细胞、尿路上皮细胞，有时可见脓细胞，部分患者可见大量红细胞。

四、尿路上皮癌

（1）一般资料：患者男性，66岁，来自泌尿外科，临床诊断为"血尿待查"。

（2）尿液外观及干化学检查：血尿、混浊；PRO 1+，BLD 2+，LEU 1+，NIT 1+。

（3）尿液有形成分检查：新鲜尿液标本经离心、沉淀，光学显微镜初筛检查，再经沉渣涂片、染色镜检，显微镜下所见如图1-203～图1-206所示。

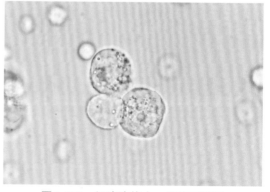

图1-203　细胞胞体大，结构不明显
（未染色，×1000）

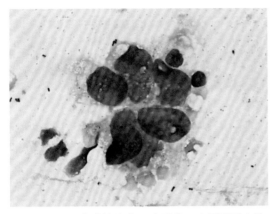

图 1-204 细胞成片分布，胞质薄，少量脂质空泡
（瑞氏染色，×1000）

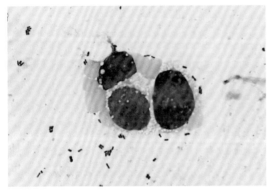

图 1-205 核质比明显高
（瑞氏染色，×1000）

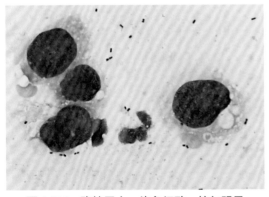

图 1-206 胞核巨大，染色细致，核仁明显
（瑞氏染色，×1000）

（4）形态特征：未染色标本中易见大细胞，必须进行染色法检查确认。涂片染色后有核细胞易见，可见大量异型细胞（该类细胞成片或散在分布，胞体偏大，胞质薄、呈灰蓝色，可见少量脂质空泡，胞核巨大，核质比明显高，核染色质细致，核仁明显）；可见大量红细胞，均为非肾性红细胞。

（5）图文报告和提示：涂片可见大量异型细胞，依据形态考虑为肿瘤细胞，建议进一步检查明确诊断，请结合临床。

（6）病例分析和讨论：老年患者出现无痛性血尿，一定要高度重视，不除外泌尿系统肿瘤可能。该病例在尿液镜检过程中发现大量体积大、立体感强的细胞，进一步染色确诊为肿瘤细胞。泌尿系统恶性肿瘤主要类型有尿路上皮癌、腺癌、鳞状细胞癌等，其中尿路上皮癌占 90% 以上，好发部位为膀胱、输尿管、肾盂等。尿路上皮癌细胞的突出特征为胞体大，胞质较薄，核质比高，胞核大。

五、膀　胱　癌

（1）一般资料：患者女性，68 岁，来自泌尿外科，临床诊断为"膀胱癌术后"。

（2）尿液外观及干化学检查：黄色、微混浊；PRO 2+，GLU 1+，BLD 1+。

（3）尿液有形成分检查：新鲜尿液标本经离心、沉淀，光学显微镜初筛检查，再经沉渣涂片、染色镜检，镜下所见如图 1-207 ～图 1-210 所示。

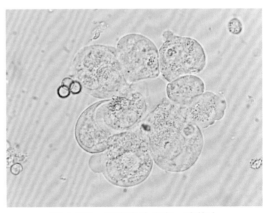

图 1-207 细胞成片分布，胞体大
（未染色，×1000）

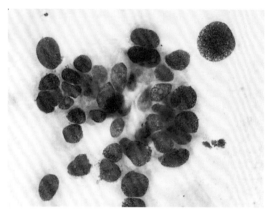

图 1-208　胞体大小不等（瑞氏染色，×1000）

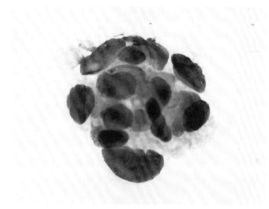

图 1-209　胞质薄、量少，呈灰蓝色（×1000）

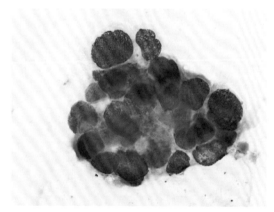

图 1-210　核质比高，胞核大、核仁明显
（瑞氏染色，×1000）

（4）形态特征：湿片显微镜下观察即可见体积较大的细胞，且成片、成团分布，并非脱落的移行上皮细胞，需进行涂片形态学检查。离心沉淀后涂片显示有核细胞增多，可见大量尿路上皮细胞及少量淋巴细胞，片尾可见大量异常细胞。该类细胞成堆或散在分布，胞体大小不等，部分细胞边界不清，胞质薄、量少，呈蓝色，核质比高，胞核巨大、畸形，核染色质细致，核仁明显。

（5）图文报告和提示：涂片可见大量异常细胞，结合病史，考虑为肿瘤细胞，请结合临床。

（6）病例分析和讨论：该患者膀胱癌术后 2 年，确诊为尿路上皮癌，本次查尿液可见大量肿瘤细胞，提示术后复发。膀胱肿瘤主要为尿路上皮癌，该类细胞除具有肿瘤细胞的一般特征外，瑞氏染色后的细胞胞质较薄，无颗粒感，核质比高。尿液细胞学检查对膀胱肿瘤及术后复发诊断有着重要意义，方法简单、经济、创伤小，且可能检出早期微小病灶的脱落细胞，是筛查膀胱癌的重要方法之一。

（张时民　闫立志　孙宏华　孔　虹
贾　茹　曾强武　任　丽　李静芳
吴　侠）

第二章　粪便的显微镜检查

人体消化系统由消化道和消化腺两部分组成。消化道是一条起自口腔，延续咽、食管、胃、小肠（十二指肠、空肠、回肠）、大肠（盲肠、结肠、直肠）到肛门的很长的肌性管道。消化系统的寄生虫则可以寄生或存在于以上所有部位。寄生虫在人体消化系统中的分布见图 2-1。

正常成人每日排大便 1 ~ 2 次，或每 2 日排 1 次大便，量为 100 ~ 300g，但随食物种类、进食量及消化功能而有较大变异。正常粪便由已经消化和未完全消化的食物残渣、消化道分泌物、细菌、无机盐和水分等组成。

粪便检查对了解人体消化道及与消化道相通的肝脏、胆囊、胰腺等器官有无炎症、出血、寄生虫感染等疾病，了解胰腺及肝胆系统的消化与吸收功能状况有重要参考价值。正常粪便因含粪胆素而呈棕黄色，主要由食物残渣和未经消化的营养物质组成，还混有消化道产物、细菌及肠壁脱落的上皮细胞。正常粪便中不含红细胞和白细胞，无人体寄生虫，可见消化道黏膜脱落的残片、上皮细胞和细菌（非致病菌）、未消化物残渣等。

第一节　粪便标本的采集、运送和保存

一、标本采集

应使用一次性干燥、清洁、防漏、大小适宜的有盖容器进行收集。标本中不得混有尿液、消毒剂、泥土、污水等物质，以免干扰检查结果。

取材应选择含黏液脓血或色泽异常的部分。若外观无异常，应从表面、深处多点取样。采集标本时要保证足够的粪量，血吸虫毛蚴孵化至少需要 30g 新鲜粪便，且应尽快处理。检查蛲虫卵时使用透明胶

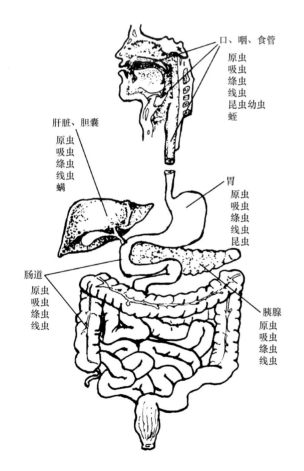

口、咽、食管
原虫
吸虫
绦虫
线虫
昆虫幼虫
蛭

肝脏、胆囊
原虫
吸虫
绦虫
线虫
螨

胃
原虫
吸虫
绦虫
线虫
昆虫

肠道
原虫
吸虫
绦虫
线虫

胰腺
原虫
吸虫
绦虫
线虫

图 2-1　寄生虫在人体消化系统的分布

43

带或棉签，于清晨排便前由肛门四周取标本，取后立即镜检。

采集前尽量避免服用对肠道原虫检测有影响的药物及制剂，如抗菌药物（甲硝唑、四环素）、抗疟疾药、无法吸收的止泻剂、钡餐、铋、矿物油等。服用以上药物或制剂的 1 周或数周内可能无法检获寄生虫，故应在服用前留取标本。已服用钡餐的患者需推迟 5 ~ 10 天采样；服用抗菌药物者需在停药 2 ~ 3 周后采样。

若首次检查结果为阴性，推荐间隔一天再次送检，如是 3 次以提高阳性检出率。标本送检后，若不能立即进行滋养体检查，推荐在同一天内或之后 3 天连续送检以提高检出率。严重水样腹泻患者的病原体有被稀释而漏检的可能，故可在咨询医生后增加当天送检标本次数。

二、标本运送

标本采集后应立即送检。动力阳性的滋养体（阿米巴、鞭毛虫或纤毛虫）随粪便排出体外后不再形成包囊，延误送检可能引起滋养体破裂，故应于排便后迅速送检，气温低时采取保温（35 ~ 37℃）措施。液状标本应在 30 分钟内检查；软（半成形）标本可能同时存在滋养体和包囊，应在 1 小时内检查；成形标本中的包囊在 24 小时内不会发生改变。多数蠕虫卵和幼虫、球虫卵囊和微孢子虫的孢子能存活较长时间。

三、标本保存

标本采集后若不能及时检查，可使用保存剂保持原虫形态，阻止蠕虫虫卵和幼虫继续发育。保存剂有多种类型，其中应用最广泛的是甲醛溶液和聚乙烯醇。其他保存剂包括醋酸钠 – 醋酸 – 甲醛、肖氏液等。

甲醛溶液：作为通用保存剂，具有用途广泛、易于制备、保存期长的优点。对

蠕虫虫卵及幼虫、原虫包囊、球虫的形态保持良好。原虫包囊建议使用 5% 的浓度，蠕虫虫卵及幼虫使用 10% 的浓度，甲醛溶液与标本以 10 ∶ 1 的比例混合。保存的标本亦可用于抗酸染色、沙黄染色。甲醛溶液只可用于湿片检查，但对于肠道原虫，湿片检查准确率远低于染色涂片，不适合三色染色涂片的长期保存，不适用于某些免疫分析和分子诊断（如 PCR）。

肖氏液（Schaudinn's fixative）：适用于新鲜粪便标本或来自肠道黏膜表面的样本，原虫的滋养体和包囊形态保持良好，样本可用于永久染色涂片，不推荐用于浓集法。液体或黏液样本黏附性差。配方中含有氯化汞，丢弃时注意避免污染环境。

聚乙烯醇（polyvinyl alcohol，PVA）：PVA 是一种合成树脂，通常将其加入肖氏液使用。肖氏液起固定作用，而 PVA 的存在可使 PVA 与粪便混合物更好地黏附于玻片上。PVA 也是保存包囊和滋养体的推荐试剂，也可用于制备永久染色涂片。PVA 适用于水样便，与标本以 3 ∶ 1 的比例混合。含 PVA 的样本不能用于免疫分析，但可用于 DNA PCR。

醋酸钠 – 醋酸 – 甲醛（sodium acetate-acetic acid-formalin，SAF）：适用于蠕虫虫卵和幼虫、原虫滋养体和包囊、球虫卵囊和微孢子虫孢子的保存。SAF 制备方便、保存期长，适用于浓集法及永久染色涂片，但虫体形态不如用含氯化汞固定剂保持得清楚。黏附性差，推荐将标本涂于白蛋白包被的玻片上。

第二节　肠道寄生虫病原学检查

寻找病原体是确诊寄生虫感染的首要手段，寄生在人体内的大部分蠕虫虫卵、成虫或幼虫（经培养）及寄生在肠道内的多种原虫滋养体、包囊等均可从宿主粪便

中检出。

一、检 查 方 法

（一）直接涂片法（适用于检查蠕虫卵及原虫滋养体和包囊）

（1）取洁净载玻片 1～3 张，各滴加生理盐水数滴。

（2）取适量粪便，均匀涂布于载玻片上的盐水中。

（3）显微镜检查。

（4）检查原虫包囊可用碘液直接涂片。碘液配方：5% 碘化钾生理盐水溶液加碘至饱和。

（二）厚涂片法

世界卫生组织推荐使用改良加藤法（Kato-Katz 厚涂片法）虫卵计数进行定量检查。该方法适用于多种蠕虫卵的定量检查。

（1）操作时将 100 目/寸的尼龙网或金属筛网覆盖于待检粪便上，用塑料刮片轻压筛网，轻轻刮取透过筛网的细粪渣。

（2）将大小为 40mm×30mm×1.37mm 的聚苯乙烯定量板置于载玻片中间并用刮片将细粪渣填入定量板的中央孔内（孔大小为 8mm×4mm，可容纳 41.7mg 粪便）。

（3）小心移去定量板，使标本留在载玻片上。

（4）将浸透甘油–孔雀绿溶液的玻璃纸（5cm×2.5cm）覆盖在标本上，用胶塞轻轻加压，使标本展平铺成一长椭圆形。

（5）25℃经 1～2 小时粪便透明后即可镜检。

（6）观察记录全部虫卵数，乘以 24 后再乘以粪便性状系数（成形便 1、半成形便 1.5、软湿便 2、粥样便 3、水泻便 4）即为每克粪便的虫卵数（egg per gram，EPG）。

注意事项：保证标本新鲜、足量；掌握粪膜的厚度和透明时间对虫卵的辨认非常重要，钩虫卵透明时间不宜过久；亲水性玻璃纸剪成 30mm×22mm 的小片，浸于甘油-孔雀绿溶液（甘油 100ml，3% 孔雀绿水溶液 1ml，水 100ml）中至少 24 小时直至玻璃纸呈绿色。

（三）浓集法

1. 重力沉淀法 可以利用各种蠕虫卵及原虫包囊比重大于水而自然下沉原理达到浓集目的（此法对较小的薄壳虫卵效果较差）。

（1）取粪便 10～30g，置于一玻璃容器中，加水调成混悬液，使其通过 40～60 目的不锈钢筛网滤入 500ml 锥形量杯中。

（2）静置半小时（如收集原虫包囊，需静置 6～8 小时）。

（3）倾去上清液，加等量水清洗沉淀，反复多次至上清液不混浊。

（4）取沉渣显微镜检查。

2. 醛醚沉淀法 试剂：10% 甲醛溶液、乙醚。

（1）取粪便约 1g，加水 15ml 混匀，过滤至离心管中。

（2）2500 转/分离心，水洗 2～3 次，去上清液后加甲醛固定液 10ml，5 分钟后加乙醚 3ml，用橡皮塞塞住离心管，用力摇动使其充分混合。

（3）1000 转/分离心约 5 分钟，此时管内自上而下分为 4 层：乙醚层、绿色粪渣层、甲醛层、细渣层。取细渣层镜检（查包囊时加一滴碘液）。

3. 碘醛液离心沉淀法（适用于查蠕虫卵、原虫包囊、滋养体）

试剂汞碘醛液（MIF）：由 MF 液和卢戈碘液两部分组成。

MF 液：甘油　　　　5ml
　　　　甲醛　　　　25ml
　　　　硫柳汞酊（1∶1 000）200ml

蒸馏水　　　　　　　250ml

卢戈碘液：碘片　　　 5g

碘化钾　　　　10g

蒸馏水　　　 100ml

（1）取 MIF 液 10ml 于试管中，加入粪便 1g 充分搅匀。

（2）经两层脱脂纱布过滤，滤液加入冰冷乙醚 4ml，置离心管中加塞用力振荡使其混匀。

（3）取下管塞，静置 2 分钟后，1600转/分离心 1 分钟。此时管内物分为 4 层：乙醚层、粪渣层、汞碘层、沉淀层。

（4）用竹签剥离管内上三层，迅速倾去，取沉淀层镜检。

4. 漂浮法　高比重的液体可使较轻的蠕虫卵和原虫包囊、孢子囊上浮，以此达到聚集目的。

（1）饱和食盐水漂浮法。

试剂：100ml 沸水加氯化钠 30 ~ 40g，搅拌至饱和。

1）取粪便一块约黄豆大小，置一小玻璃瓶中，加少许饱和盐水。

2）用竹签将粪便调匀，再加饱和盐水至瓶口，但不能溢出。

3）将瓶口置一洁净载玻片，避免产生气泡，静置 15 分钟。

4）将载玻片提取并迅速翻转，立即镜检。

（2）硫酸锌离心漂浮法。

试剂：33% 硫酸锌溶液。

1）取粪便约 1g，置小烧杯内，加10 ~ 15 倍水，搅匀。

2）用两层湿纱布将粪便滤入离心管内。

3）以 2000 ~ 2500 转/分离心 1 分钟。

4）倾去上清液，加入清水 2 ~ 3ml搅匀，再加清水至 8 ~ 10ml，离心，如此反复 3 ~ 4 次，至水清为止。

5）倾去上清液，加硫酸锌液 3 ~ 4ml

至接近管口，摇动离心管使沉淀物浮起与硫酸锌混匀，离心 1 分钟后静置。

6）用白金圈沾取表层液膜 2 ~ 3 次，置载玻片上镜检。

5. 线虫幼虫培养法　多用于人群调查及鉴别虫种（如美洲钩虫、十二指肠钩虫、粪类圆线虫、毛圆线虫等）。常用的方法为试管滤纸培养法。

（1）材料：试管（1.5cm×10cm）；滤纸剪成宽略大于试管直径、长略短于试管长度的纸条。

（2）方法

1）试管中加入蒸馏水 2ml，再将滤纸条纵折后摊平，取粪便约 0.5g 涂于滤纸中段后将滤纸条直插入试管，使之与水接触，但不能没及有粪便部分。

2）放入 28℃温箱中培养 5 ~ 6 天，取出试管，沿管壁加入 45℃温水，至淹没涂有粪便的部分。

3）1 小时后，取出滤纸条弃去，静置1 小时，倾去管中上清液，吸沉渣镜检。

（3）注意事项

1）培养开始 24 小时内，如培养管中水变混浊，可将水吸去重新加入蒸馏水。

2）培养期间应每天检查管内水分，如水量过少应随时补充，以防干燥。

3）镜检时如幼虫过于活跃，可将载玻片置于 90℃热水上，以热气熏，或加入 1滴 3% ~ 5% 甲醛溶液或稀碘液（1 ：4000）以制动。

二、蠕 虫 卵

寄生于人体的蠕虫部分成虫呈卵胎生，可产幼虫，而多数成虫产虫卵并通过粪便排出体外，所以对蠕虫卵进行鉴别是寄生虫病病原学诊断的重要手段（图 2-2 ~ 图2-5）。

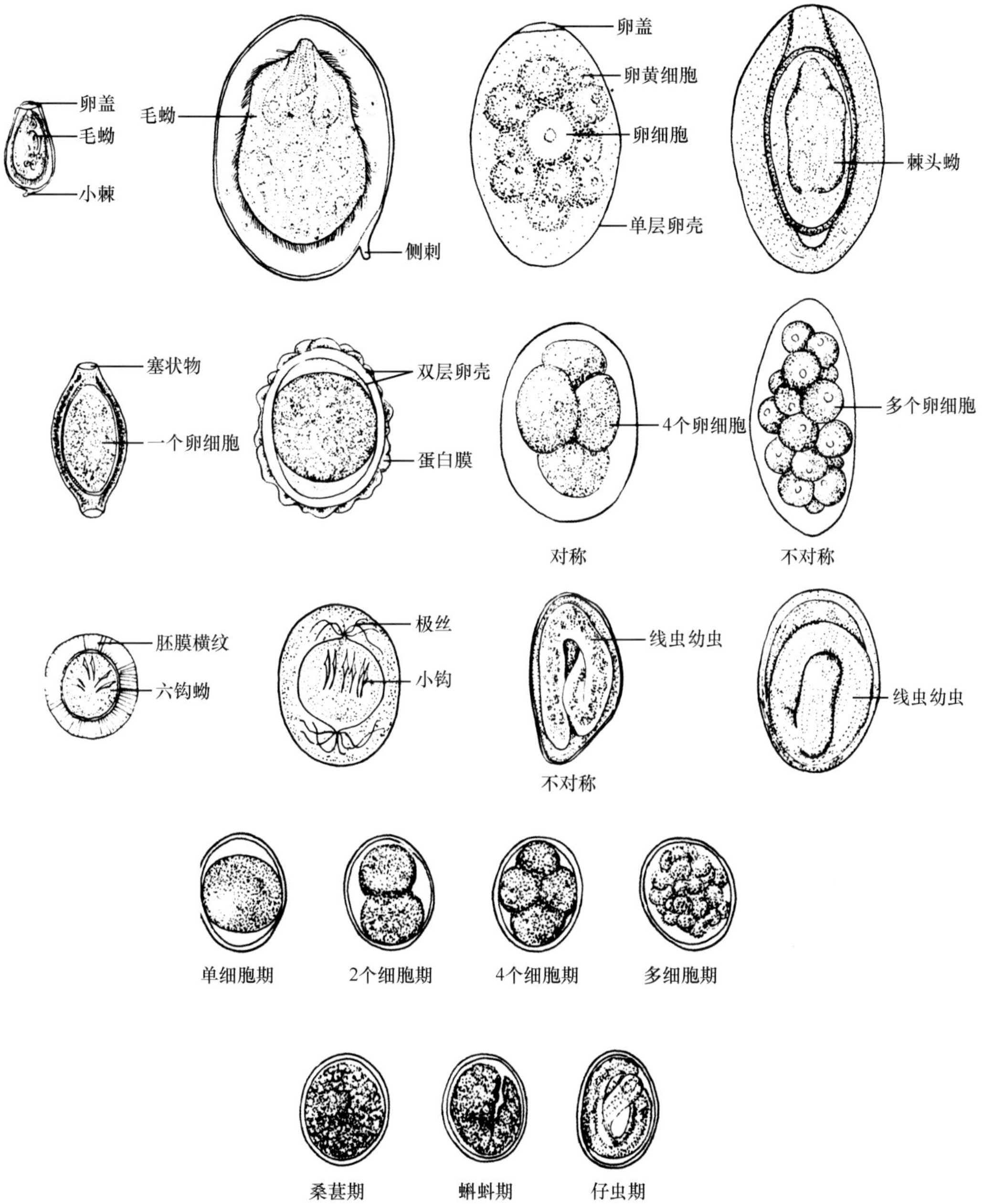

图 2-2　鉴定蠕虫卵常用术语

（引自：余森海，许隆祺 . 1992. 人体寄生虫学彩色图谱）

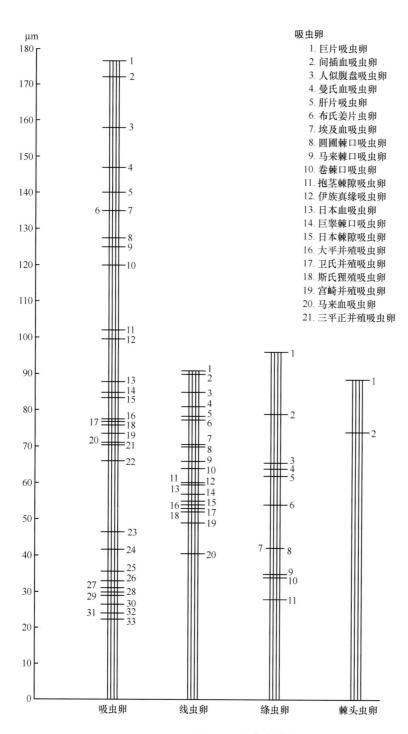

吸虫卵
1. 巨片吸虫卵
2. 间插血吸虫卵
3. 人似腹盘吸虫卵
4. 曼氏血吸虫卵
5. 肝片吸虫卵
6. 布氏姜片虫卵
7. 埃及血吸虫卵
8. 圆圃棘口吸虫卵
9. 马来棘口吸虫卵
10. 卷棘口吸虫卵
11. 抱茎棘隙吸虫卵
12. 伊族真缘吸虫卵
13. 日本血吸虫卵
14. 巨睾棘口吸虫卵
15. 日本棘隙吸虫卵
16. 大平并殖吸虫卵
17. 卫氏并殖吸虫卵
18. 斯氏狸殖吸虫卵
19. 宫崎并殖吸虫卵
20. 马来血吸虫卵
21. 三平正并殖吸虫卵
22. 湄公血吸虫卵
23. 胰阔盘吸虫卵
24. 支双腔吸虫卵
25. 台湾棘带吸虫卵
26. 高桥后殖吸虫卵
27. 华支睾吸虫卵
28. 横川后殖吸虫卵
29. 猫后睾吸虫卵
30. 异形吸虫卵
31. 麝猫后睾吸虫卵
32. 镰刀星隙吸虫卵
33. 前肠异形吸虫卵

线虫卵
1. 未受精蛔虫卵
2. 东方毛圆线虫卵
3. 捻转血矛线虫卵
4. 艾氏毛圆线虫卵
5. 蛇形毛圆线虫卵
6. 枪形毛圆线虫卵
7. 棘腭口线虫卵
8. 肾膨结线虫卵
9. 钩虫卵
10. 结节线虫卵
11. 受精蛔虫卵
12. 美丽筒线虫卵
13. 肝毛细线虫卵
14. 结膜吸吮线虫卵
15. 蛲虫卵
16. 粪类圆线虫卵
17. 福氏类圆线虫卵
18. 鞭虫卵
19. 长后圆线虫卵
20. 菲律宾毛细线虫卵

绦虫卵
1. 克氏假裸头绦虫卵
2. 长膜壳绦虫卵
3. 阔节裂头绦虫卵
4. 曼氏迭宫绦虫卵
5. 大复殖孔绦虫卵
6. 短膜壳绦虫卵
7. 犬复孔绦虫卵
8. 司氏伯特绦虫卵
9. 带绦虫卵
10. 细粒棘球绦虫卵
11. 线中殖孔绦虫卵

棘头虫卵
1. 猪巨吻棘头虫卵
2. 念珠棘头虫卵

图 2-3　蠕虫卵的大小（长径）

（引自：余森海，许隆祺.1992.人体寄生虫学彩色图谱）

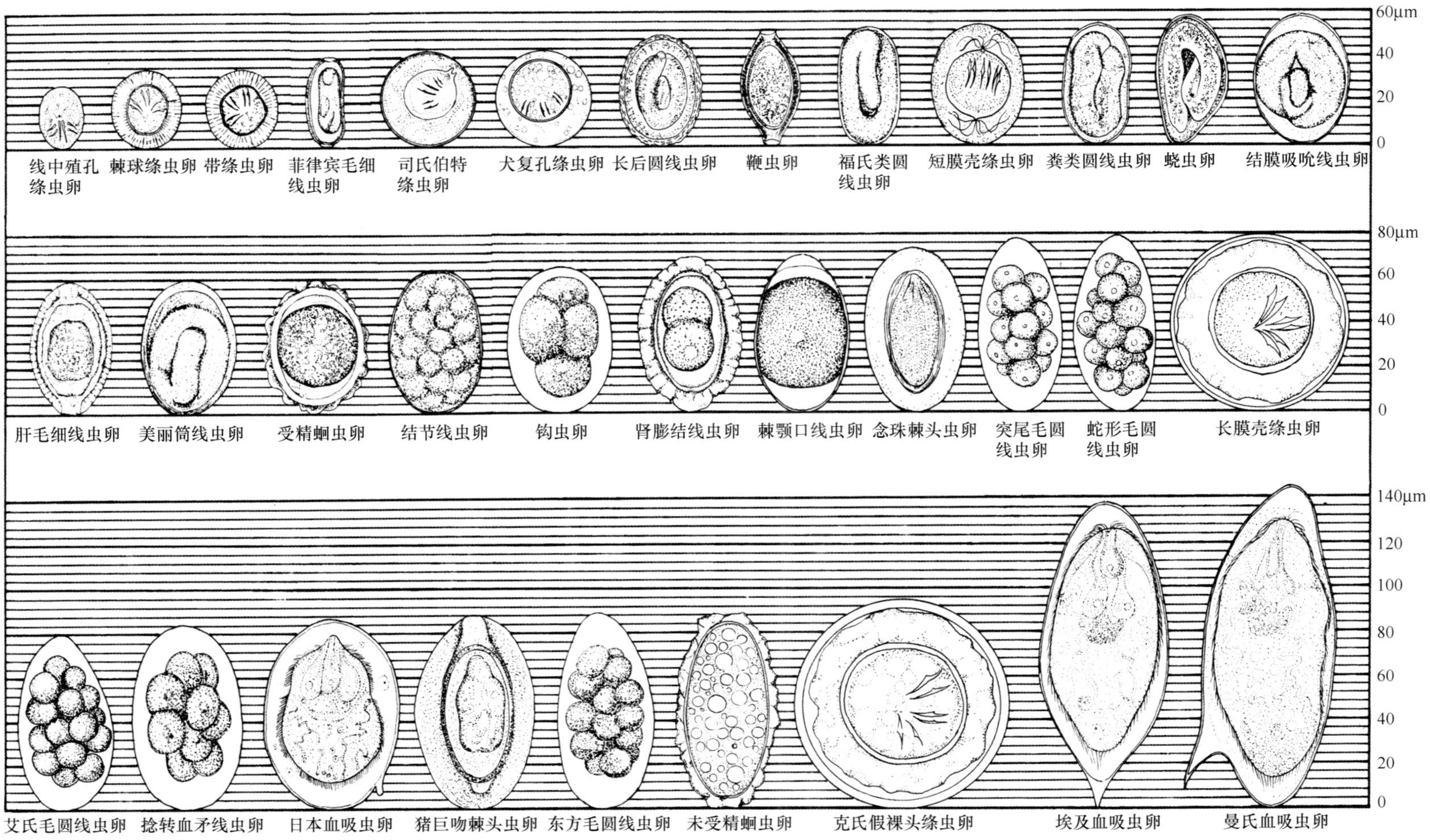

图 2-4 无盖嘴虫卵大小、形状比较

（引自：余森海，许隆祺 . 1992. 人体寄生虫学彩色图谱）

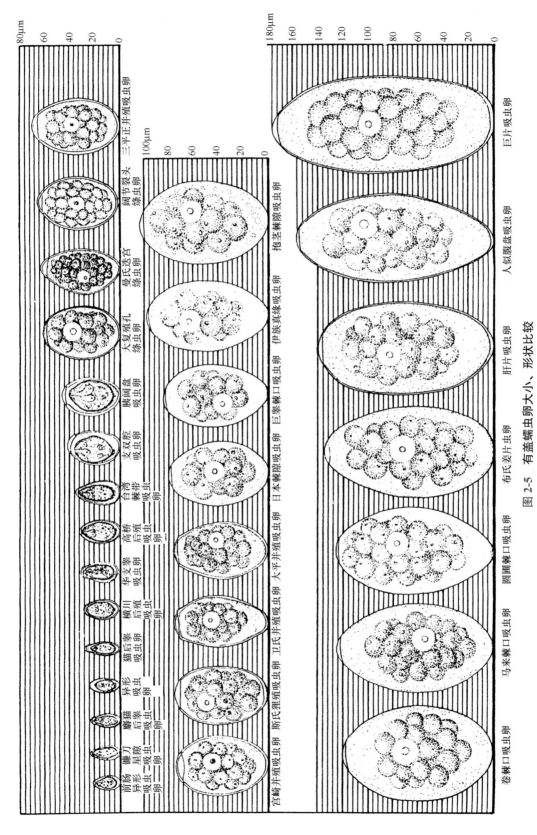

图 2-5 有盖蠕虫卵大小、形状比较

（引自：余森海，许隆祺 . 1992. 人体寄生虫学彩色图谱）

（一）蛔虫卵（egg of *Ascaris lum-bricoides*）

1. 受精蛔虫卵　大小为（45～75）μm×（35～50）μm，平均长约60μm；短椭圆形或近似椭圆形，壳厚，呈双线层。外包有呈乳头状突起的蛋白膜，呈棕黄色；内含一无色或灰色细颗粒状卵细胞，两端有月牙状空隙（图2-6）。

2. 脱去蛋白膜的受精蛔虫卵　虫卵无色透明或呈淡黄色，易与钩虫卵相混淆，但其壳呈双线层，而钩虫卵呈单线层（图2-7）。

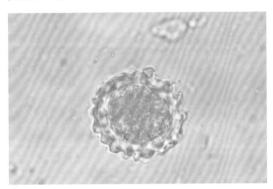

图 2-6　受精蛔虫卵

受精蛔虫卵内含有一个细颗粒状的卵细胞，虫卵两端可有月牙状空隙

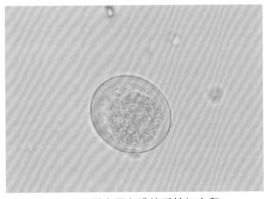

图 2-7　脱去蛋白膜的受精蛔虫卵

3. 正在发育的受精蛔虫卵　在外界环境中蛔虫卵可逐步发育，由单细胞发育成双细胞或多细胞（图2-8）。

图2-9为脱蛋白膜受精蛔虫卵。

4. 感染性蛔虫卵　受精蛔虫卵在外界

适宜的温度、湿度下迅速发育，约在2周内发育为含幼虫的虫卵，卵内幼虫经一次蜕皮后即具感染性（图2-10）。

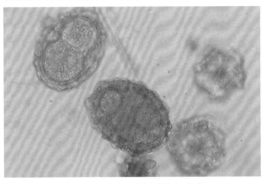

图 2-8　正在发育的受精蛔虫卵 1

新鲜标本中受精蛔虫卵为单细胞晚期，在外界环境中可逐渐发育，卵细胞进行分裂。图中左上方的一个虫卵卵细胞分裂成2个细胞，另一个虫卵卵细胞分裂成5个细胞（引自：余森海，许隆祺.1992.人体寄生虫学彩色图谱）

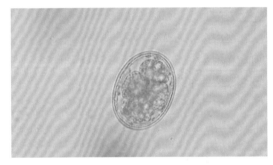

图 2-9　正在发育的受精蛔虫卵 2

图中为脱去蛋白膜的受精蛔虫卵，卵细胞分裂成4个细胞（引自：余森海，许隆祺.1992.人体寄生虫学彩色图谱）

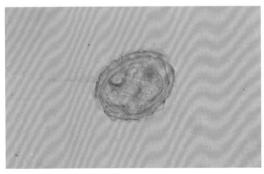

图 2-10　感染性蛔虫卵

虫卵内含幼虫（引自：余森海，许隆祺.1992.人体寄生虫学彩色图谱）

5. 未受精蛔虫卵　大小为（88～94）μm×（39～44）μm，与受精卵比较，其狭长，

呈长圆形，少数外形不规整，呈浅褐色或淡黄色，蛋白膜及卵壳较受精卵薄，卵内充满大小不等的油滴状卵黄颗粒（图2-11）。

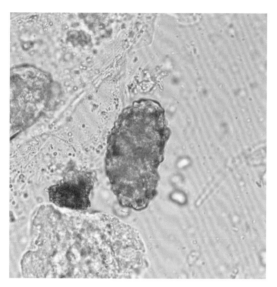

图 2-11　未受精蛔虫卵

6. 脱去蛋白膜的未受精蛔虫卵　卵壳表面光滑、无色，卵内充满大小不等的油滴状卵黄颗粒（图2-12）。

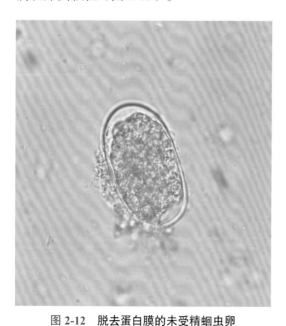

图 2-12　脱去蛋白膜的未受精蛔虫卵

卵壳较受精蛔虫卵薄，而且壳内充满大小不等的油滴状屈光性卵黄颗粒

（二）钩虫卵（egg of hookworm）

虫卵大小为（56 ～ 76）μm×（36 ～ 40）μm，呈短椭圆形，两端钝圆或一端稍扁平，卵壳薄，无色透明，新鲜卵内含2 ～ 8个灰色颗粒卵细胞，以4个卵细胞者最常见（图2-13 ～图2-15）。

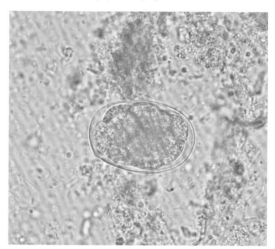

图 2-13　钩虫卵 1

图中钩虫卵卵壳薄，单层，卵中央为卵细胞

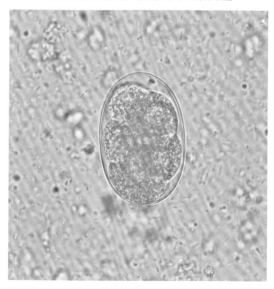

图 2-14　钩虫卵 2

图中钩虫卵有 8 个卵细胞

（三）蛲虫卵（egg of *Enterobius vermicularis*）

虫卵大小为（50 ～ 60）μm×（20 ～

30）μm，呈半椭圆形，不对称，一侧扁平、一侧稍凸，壳厚，无色、透明。在适宜的温度、湿条件下，卵胚可迅速发育成幼虫（图 2-16 和图 2-17）。

壳较厚，两端各有一透明塞，刚排出的虫卵内可见未分裂的卵细胞（图 2-18）。

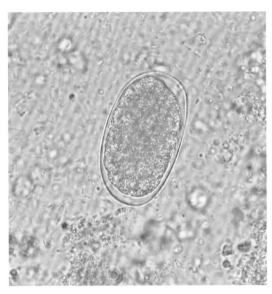

图 2-15　钩虫卵 3

图中有十余个卵细胞

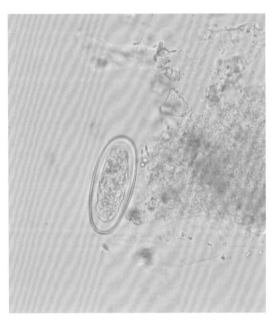

图 2-17　蛲虫卵 2

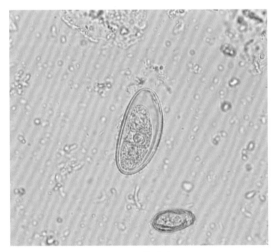

图 2-16　蛲虫卵 1

中间为蛲虫卵，下方为一肝吸虫卵

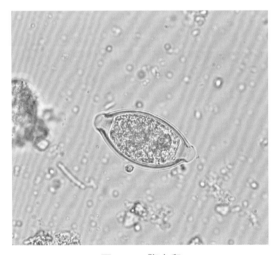

图 2-18　鞭虫卵

图中鞭虫卵呈腰鼓形

（四）鞭虫卵（egg of *Trichuris trichiura*）

虫卵大小为（50 ~ 54）μm ×（22 ~ 23）μm，黄褐色，呈腰鼓形或橄榄状，卵

（五）粪类圆线虫卵（egg of *Strongyloides stercoralis*）

虫卵大小为（50 ~ 58）μm ×（30 ~ 34）μm，呈椭圆形，壳薄、透明，内含卷

曲肥厚的幼虫，在人体肠黏膜中孵出幼虫随粪便排出。只在严重腹泻或服用泻药时才排出含胚胎的虫卵（图2-19）。

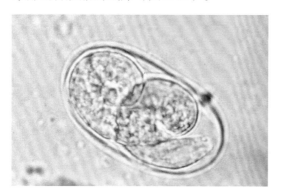

图 2-19　粪类圆线虫卵

（六）带绦虫卵（egg of taenia）

牛带绦虫卵与猪带绦虫卵形态上不能区分，依据虫卵不能确定虫种。带绦虫卵长径为 31 ~ 43μm，卵壳极薄，在虫卵从孕节散出后，多已脱落。通常所见的外壳为胚膜，呈黄褐色、圆形，胚膜有放射状条纹，内含六钩蚴（图2-20 和图2-21）。

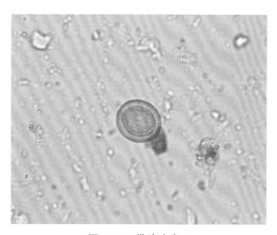

图 2-20　带绦虫卵 1

（七）细粒棘球绦虫卵（egg of Echinococcus granulosus）

虫卵大小（以胚膜为界）为（30 ~ 38）μm×（29 ~ 34）μm，棕黄色，略呈圆形，胚膜厚，有放射状条纹，内含六钩蚴。

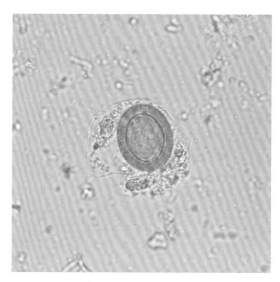

图 2-21　带绦虫卵 2

胚膜外之卵壳排出体外时多已脱落。棘球绦虫卵虽和带绦虫卵形状相似，但是人是棘球绦虫的中间宿主，不会排出棘球绦虫卵（图2-22）。

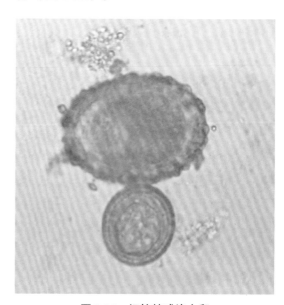

图 2-22　细粒棘球绦虫卵

上图为受精蛔虫卵，下图为细粒棘球绦虫卵

（八）短膜壳绦虫卵（egg of Hymenolepis nana）

虫卵大小为（48 ~ 60）μm×（36 ~

48）μm，无色透明，呈椭圆形或圆形，卵壳很薄。胚膜较卵壳厚，两极稍隆起，由极端发出 4 ~ 8 根极丝。虫卵内含六钩蚴（图 2-23）。

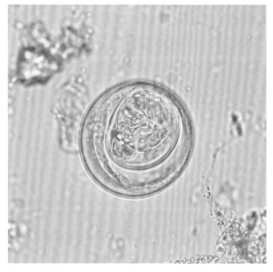

图 2-23　短膜壳绦虫卵

（九）长膜壳绦虫卵（egg of *Hymenolepis diminuta*）

虫卵大小为（72 ~ 86）μm ×（60 ~ 70）μm，明显大于短膜壳绦虫卵，呈圆形、黄褐色，壳稍厚，无极丝，内含六钩蚴（图 2-24）。

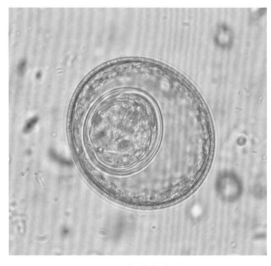

图 2-24　长膜壳绦虫卵

（十）日本血吸虫卵（egg of *Schistosoma japonicum*）

虫卵大小为（65 ~ 106）μm ×（50 ~ 80）μm，淡黄色，呈椭圆形或近圆形，壳薄、无卵盖，侧突短小。成熟卵内含毛蚴；未成熟卵略小，内含卵胚结构。变性卵的内部结构不清，卵壳变黑。卵壳外常附有脏物（图 2-25）。

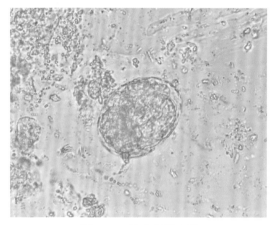

图 2-25　日本血吸虫卵

图示卵中有 1 个毛蚴

（十一）肝片吸虫卵（egg of *Fasciola hepatica*）

虫卵大小为（130 ~ 150）μm ×（63 ~ 90）μm，淡黄褐色，呈长椭圆形，壳薄、分两层，卵盖小。卵盖下方或中央有 1 个卵细胞和许多卵黄细胞（图 2-26）。

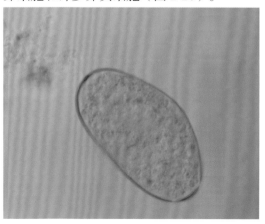

图 2-26　肝片吸虫卵

（十二）布氏姜片虫卵（egg of *Fasciolopsis buski*）

虫卵大小为（130～140）μm×（80～85）μm，淡黄色，卵盖下方或卵中央含1个卵细胞和许多卵黄细胞（图2-27）。

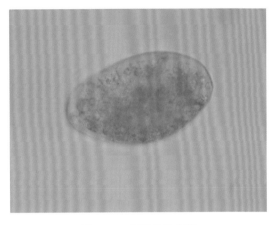

图 2-27　布氏姜片虫卵

（十三）华支睾吸虫卵（egg of *Clonorchis sinensis*）

华支睾吸虫卵也称肝吸虫卵，大小为（27～35）μm×（15～20）μm，黄褐色，形似芝麻或电灯泡，壳薄，狭窄端有1个卵盖，两边肩峰明显，宽端底部常可见一点状小棘，内含毛蚴（图2-28）。

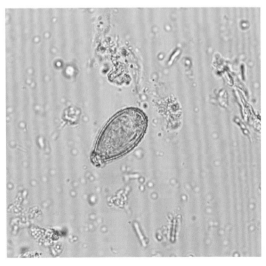

图 2-28　华支睾吸虫卵

（十四）猫后睾吸虫卵（egg of *Opisthorchis felineus*）

虫卵大小为（26～32）μm×（11～15）μm，黄褐色，呈长椭圆形，壳厚，有的虫卵不对称，一侧略圆，有卵盖，无肩峰，很少见小棘（图2-29）。

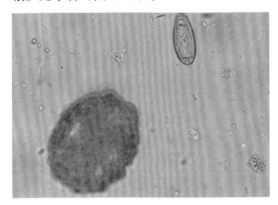

图 2-29　猫后睾吸虫卵

图右上方为猫后睾吸虫卵，左下方为受精蛔虫卵（×500；引自：余森海，许隆祺．1992.人体寄生虫学彩色图谱）

（十五）卫氏并殖吸虫卵（egg of *Paragonimus westermani*）

虫卵大小为（54～100）μm×（38～60）μm，金黄色，呈长卵圆形或椭圆形，常不对称，卵壳厚薄不均匀。有盖端较宽，无盖端较窄，并逐渐增厚，虫卵最宽处接近卵盖一端。卵盖大，边缘明显，似一平顶帽，但常稍呈倾斜位，卵盖易脱落。卵内含许多卵黄细胞和1个位于中央的卵细胞（图2-30和图2-31）。

（十六）曼氏迭宫绦虫卵（egg of *Spirometra mansoni*）

虫卵大小为（52～76）μm×（31～44）μm，略大于受精蛔虫卵，淡黄褐色或灰褐色，呈纺锤形，两端尖，一端更甚，不对称，一侧较另一侧明显弯曲。卵壳薄，有卵盖，内含1个卵细胞和许多卵黄细胞（图2-32）。

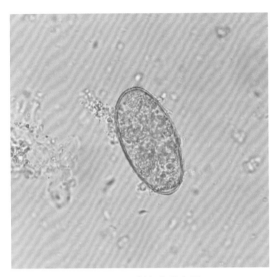

图 2-30　卫氏并殖吸虫卵 1

（十七）阔节裂头绦虫卵（egg of *Diphyllobothrium latum*）

虫卵大小为（55 ～ 76）μm ×（41 ～ 56）μm，浅黄色至淡黄褐色，呈短椭圆形或卵形，卵壳稍厚，有卵盖，内含一个卵细胞和许多卵黄细胞。虽与卫氏并殖吸虫卵相似，但卫氏并殖吸虫卵稍不对称，呈金黄色，卵盖大，似一顶平帽，常稍呈倾斜位，卵盖的对称端增厚，而阔节裂头绦虫卵卵盖小，卵盖的对侧端不增厚，有时可见小结节（图 2-33 和图 2-34）。

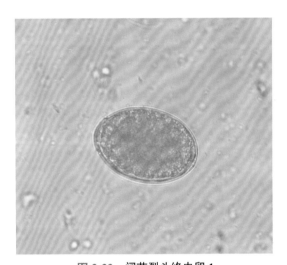

图 2-33　阔节裂头绦虫卵 1

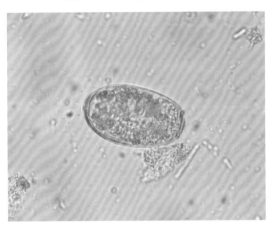

图 2-31　卫氏并殖吸虫卵 2

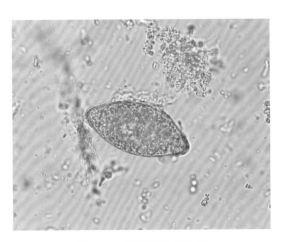

图 2-32　曼氏迭宫绦虫卵

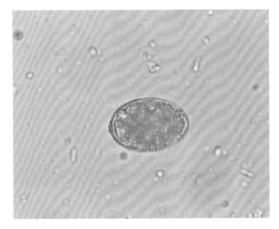

图 2-34　阔节裂头绦虫卵 2

三、肠道原虫

（一）阿米巴（amoeba）

1. 溶组织内阿米巴（*Entamoeba histo-lytica*，图 2-35）

（1）溶组织内阿米巴滋养体（trophozoite of *Entamoeba histolytica*）

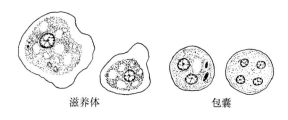

滋养体　　　　　包囊

图 2-35　溶组织内阿米巴

1）生理盐水涂片

A. 大小（长径）：大滋养体 20 ～ 60μm，小滋养体 12 ～ 30μm。

B. 伪足：指状、舌状，透明，形成快。

C. 运动：活泼、定向。

D. 细胞核：1 个，不易看见。

E. 吞噬物：大滋养体含红细胞，小滋养体含细菌。

2）铁苏木素染色涂片

A. 大滋养体：胞核小，位于中央，呈圆形、蓝黑色；核仁小、居中，核膜较薄，内缘均匀，可见细小的染色质粒，分布均匀，大小一致。胞内质呈淡蓝黑色，胞外质收缩。被吞噬的红细胞呈蓝黑色。

B. 小滋养体：有典型的内阿米巴核，核周染色质粒均匀分布，核仁居中。细胞质颗粒细小，不见被吞噬的红细胞（图 2-36 和图 2-37）。

（2）溶组织内阿米巴包囊（cyst of *Entamoeba histolytica*）

1）生理盐水涂片

A. 颜色：淡绿色或卵清色。

B. 囊壁：薄而清楚。

C. 细胞核：不易见到。

D. 糖原块：看不清。

E. 拟染色体：无色透明，反光性强。

2）铁苏木素染色涂片：呈灰蓝黑色，囊壁不明显。胞核呈圆形、蓝黑色，核膜薄，其内侧缘整齐，均匀排列一层染色质粒，常呈半月形增厚。糖原块被溶解成空泡，可见被染成蓝黑色的拟染色体（图 2-38 和图 2-39）。

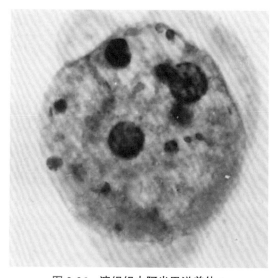

图 2-36　溶组织内阿米巴滋养体 1

溶组织内阿米巴大滋养体（铁苏木素染色，×420；引自：余森海，许隆祺 . 1992. 人体寄生虫学彩色图谱）

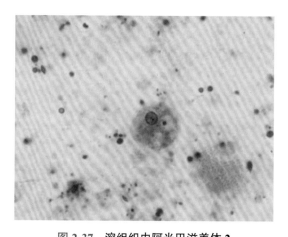

图 2-37　溶组织内阿米巴滋养体 2

溶组织内阿米巴小滋养体（铁苏木素染色，×950；引自：余森海，许隆祺 . 1992. 人体寄生虫学彩色图谱）

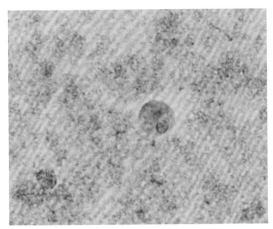

图 2-38 溶组织内阿米巴包囊 1

溶组织内阿米巴未成熟包囊（铁苏木素染色，×1250；溶组织内阿米巴大滋养体铁苏木素染色 ×420；引自：余森海，许隆祺 .1992. 人体寄生虫学彩色图谱）

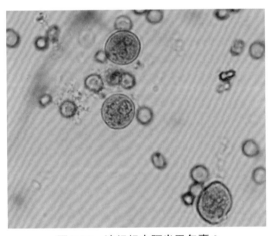

图 2-39 溶组织内阿米巴包囊 2

图中有 3 个溶组织内阿米巴包囊，胞囊内有 1 个大的细胞核，核仁稍偏位，核膜呈半月形增厚。另一个右下方的包囊结构看不清（碘液染色，×1250；引自：余森海，许隆祺 .1992. 人体寄生虫学彩色图谱）

2. 结肠内阿米巴（*Entamoeba coli*，图 2-40）

滋养体　　　　　　　包囊

图 2-40 结肠内阿米巴

（1）滋养体（trophozoite）

1）生理盐水涂片

A. 大小（长径）：20 ~ 50μm。

B. 伪足：钝圆形，不太透明，形成较慢。

C. 运动：迟缓，有时定向。

D. 细胞核：1 个，可见。

E. 细胞质：内外质不分明。

F. 吞噬物：细菌、酵母菌。

2）铁苏木素染色涂片：细胞核大，偏于一侧，核仁大、不规则、偏位，核周染色质粒粗大，排列不整齐，分布不均匀（图 2-41）。

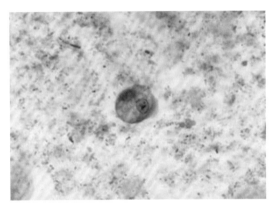

图 2-41 结肠内阿米巴滋养体

图中滋养体具有非典型的核，核周染色质粒分布不均匀，核仁不规则，半圆形伪足清楚（铁苏木素染色，×800；引自：余森海，许隆祺 .1992. 人体寄生虫学彩色图谱）

（2）包囊（cyst）

1）生理盐水涂片：多呈圆形，有时呈不规则形，长径 10 ~ 30μm，细胞核 1 ~ 8 个或更多，看到 5 个以上核的包囊一般就可判定为结肠内阿米巴。包囊呈蛋清色，囊壁厚而清楚，糖原块和拟染色体看不清。

2）铁苏木素染色涂片：核结构清楚，可见核膜上不均匀排列的颗粒较粗的染色质粒，糖原块呈空泡状，拟染色体为蓝黑色稻束状（图 2-42 和图 2-43）。

3. 布氏嗜碘阿米巴（*Iodamoeba buetschlii*，图 2-44）

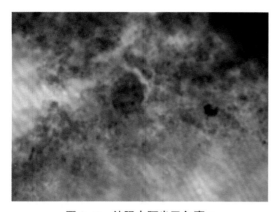

图 2-42　结肠内阿米巴包囊 1

此为 1 个成熟包囊，可见到 4 个核（铁苏木素染色）

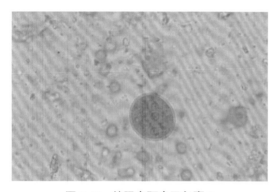

图 2-43　结肠内阿米巴包囊 2

包囊中可清楚地看到 4 个核，有折 / 旋光性，卵壁圆而光滑（碘液染色，×800；引自：余森海，许隆祺 .1992. 人体寄生虫学彩色图谱）

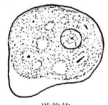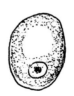

滋养体　　　　　　　包囊

图 2-44　布氏嗜碘阿米巴

（1）滋养体

1）生理盐水涂片

A. 大小（长径）：8 ~ 20μm。

B. 伪足：钝圆形，不太透明，形成慢。

C. 运动：很迟缓，无定向。

D. 细胞核：1 个，不易见。

E. 细胞质：内外质不分明，颗粒状，有空泡。

F. 吞噬物：细菌、酵母菌和其他物质。

2）铁苏木素染色涂片：细胞核小，位于中央，核仁大而居中，被放射状非染色质粒包裹，无核周染色质粒（图 2-45）。

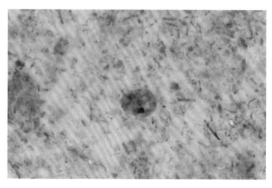

图 2-45　布氏嗜碘阿米巴滋养体

图中滋养体虫体有一核，核仁大，占据核的大部分，无核周染色质粒（铁苏木素染色，×800；引自：余森海，许隆祺 .1992. 人体寄生虫学彩色图谱）

（2）包囊

1）生理盐水涂片：呈卵圆形、圆形、三角形或不规则形，长径为 5 ~ 20μm，1 个核（偶有 2 个核）。

2）铁苏木素染色涂片：可见被染成蓝黑色的大核仁和非染色质粒。糖原块大而边缘清楚，被溶解成空泡，无拟染色体（图 2-46）。

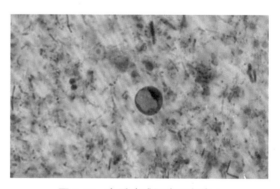

图 2-46　布氏嗜碘阿米巴包囊 1

图中包囊最显著的特征是有清楚的未被染色的大糖原空泡，空泡旁有 1 个大的深染的核仁（铁苏木素染色，×800；引自：余森海，许隆祺 .1992. 人体寄生虫学彩色图谱）

3）碘液染色涂片糖原块被染成红棕色，胞囊内可见核仁（图2-47）。

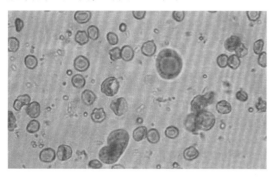

图 2-47 布氏嗜碘阿米巴包囊 2

图中可见 2 个包囊，1 个呈肾形、1 个呈圆形，均有大而边缘清楚的红棕色糖原块，圆形包囊尚可见 1 个大的核仁（碘液染色，×800；引自：余森海，许隆祺 . 1992. 人体寄生虫学彩色图谱）

4. 微小内蜒阿米巴（图 2-48）

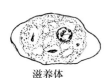

滋养体　　　　　　　包囊

图 2-48 微小内蜒阿米巴

（1）滋养体

1）生理盐水涂片

A. 大小（长径）：6 ～ 12μm。

B. 伪足：钝圆形，多较透明，形成慢。

C. 运动：迟缓，无定向。

D. 细胞核：1 个，不易见到。

E. 细胞质：内外质不分明，颗粒状，有空泡。

F. 吞噬物：细菌。

2）铁苏木素染色涂片：细胞核小而居中，核仁大，位于中央，形状不规则，如墨水渍，无核周染色质粒（图2-49）。

（2）包囊：包囊形态结构清楚。

1）生理盐水涂片：看不到核。

2）铁苏木素染色涂片：可见核仁，无核周染色质粒（图2-50）。

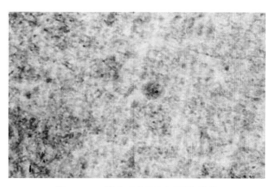

图 2-49 微小内蜒阿米巴滋养体

图中滋养体有 1 个深染的大核仁，无核周染色颗粒，空泡化明显（铁苏木素染色，×800；引自：余森海，许隆祺 . 1992. 人体寄生虫学彩色图谱）

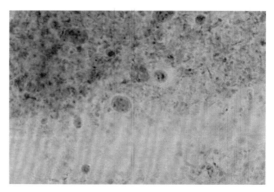

图 2-50 微小内蜒阿米巴包囊 1

图中包囊有 4 个明显的核仁，看不到核膜，无核周染色颗粒（铁苏木素染色，×800；引自：余森海，许隆祺 . 1992. 人体寄生虫学彩色图谱）

3）碘液染色涂片（图2-51）。

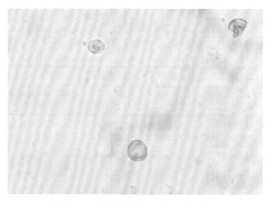

图 2-51 微小内蜒阿米巴包囊 2

包囊位于图上方中间偏左，可见此包囊直径略小于红细胞（碘液染色，×800；引自：余森海，许隆祺 . 1992. 人体寄生虫学彩色图谱）

（二）鞭毛虫

1. 蓝氏贾第鞭毛虫（*Giardia lamblia*，图 2-52）

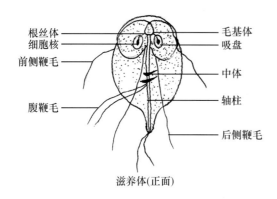

滋养体(正面)

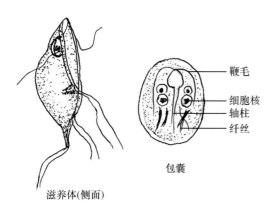

滋养体(侧面)　　　包囊

图 2-52　蓝氏贾第鞭毛虫

（1）滋养体（图 2-53 和图 2-54）

1）大小：（95 ~ 21）μm×（5 ~ 15）μm。

2）形状：对称，正面呈"鬼脸样"，似纵切的半个梨，侧面呈"汤匙样"。

3）运动：在生理盐水涂片中运动迅速，似在水中翻滚的树叶。

4）鞭毛：8 根（4 侧、2 腹、2 尾），后鞭毛游离。

5）轴柱：2 个。

6）细胞核：2 个。

7）核仁：大。

8）毛基体：8 个。

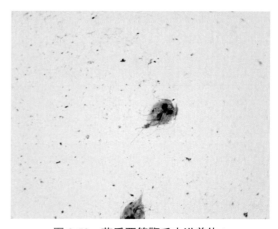

图 2-53　蓝氏贾第鞭毛虫滋养体 1

可清楚地看到深染的 2 个核中的核仁，以及轴柱和中体，8 根鞭毛均隐约可见（铁苏木素染色）

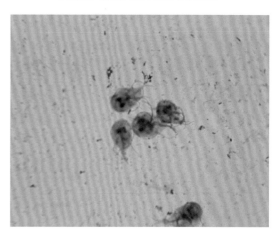

图 2-54　蓝氏贾第鞭毛虫滋养体 2

（2）包囊（图 2-55）。

1）大小：（8 ~ 12）μm×（7 ~ 10）μm。

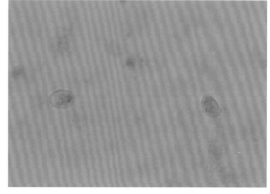

图 2-55　蓝氏贾第鞭毛虫包囊

图中包囊细胞核、轴柱及其他纤丝隐约可见（三色染色）

2）外形：椭圆形。

3）囊壁：细胞质常在囊壁处收缩，形成双层壁。

4）细胞核：2 ~ 16 个，多偏于一侧。

5）纤丝：游离鞭毛消失，其他结构虽与滋养体相同，但轴柱及部分鞭毛均呈有折光性的纤丝状物，位于包囊的中央，以 2 条或 4 条聚成一丛，折叠或呈 "S" 形排列。

2. 迈氏唇鞭毛虫（*Chilomastix mesnili*，图 2-56）

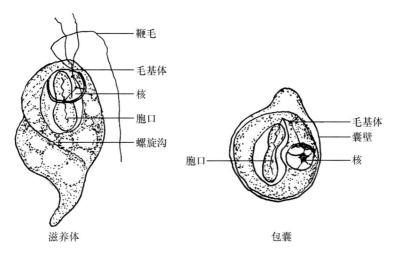

滋养体   包囊

图 2-56 迈氏唇鞭毛虫

（1）滋养体（图 2-57）

1）大小：（6 ~ 20）μm ×（3 ~ 10）μm。

2）形状：梨形，前端钝圆，末端尖锐。

3）运动：缓慢，按一定方向呈螺旋形运动。

4）胞口：位于虫体腹面前端，左右两缘较厚，呈口唇状，向后延伸约占虫体的一半。

5）细胞核：位于虫体前端，1 个，呈圆形，核膜极薄而清晰，略偏的核仁与核膜之间有放射状核丝相连，有时可见染色质颗粒。

6）毛基体和鞭毛：核之前有 6 个聚成一团的毛基体，分前后两排。前排 3 个各发出鞭毛 1 根（1 长 2 短），游离于虫体前端。后排 3 个中 1 个发出 1 根较短的鞭毛，向后伸入胞口，另 2 个各发出纤丝 1 条，作为胞口左右的支柱（即口唇）。

7）螺旋沟：从体前端的背面开始，转入体后端的腹面，为体表的螺旋状凹陷。

8）细胞质：呈颗粒性，内含很多食物泡。

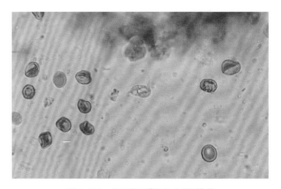

图 2-57 迈氏唇鞭毛虫滋养体

滋养体显示了宽的前端和尖的后端，以及胞口与螺旋沟，可见前鞭毛（碘液染色，×800；引自：余森海，许隆祺 . 1992. 人体寄生虫学彩色图谱）

（2）包囊（图 2-58）

1）大小：（7 ~ 10）μm ×（4 ~ 6）μm。

2）形状：柠檬形或卵圆形。

3）囊壁：薄，前端较厚，呈透明小泡状。

4）细胞核：1～2个，多为1个，核仁居中或偏位，染色质粒浓聚于核的一侧。

5）胞口：胞口内有鞭毛及纤丝等。

6）细胞质：颗粒状，有时可见支撑纤维。

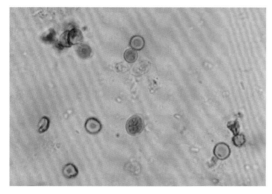

图 2-58　迈氏唇鞭毛虫包囊

图中央上方为滋养体，下方为典型的包囊，呈柠檬形，囊壁较薄，前端颇厚，不被染色，呈透明泡状（碘液染色，×800；引自：余森海，许隆祺.1992.人体寄生虫学彩色图谱）

3. 毛滴虫（trichomonas，图 2-59）

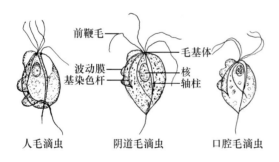

图 2-59　毛滴虫

（1）寄生于人体的毛滴虫有阴道毛滴虫、人毛滴虫和口腔毛滴虫3种。毛滴虫只有在滋养体期无包囊。

滋养体形态的共同特征：

1）虫体呈梨形或卵圆形。

2）有3～5根前鞭毛和1根后鞭毛。

3）波动膜：薄而透明，位于虫体侧缘，其外侧缘和后鞭毛相接，内侧缘和基染色杆相接。

4）轴柱从前端沿虫体的中线向后延伸。

5）一个细胞核位于虫体前端。

6）细胞质呈细颗粒状，内有很多空泡。

7）毛基体、副基纤维均存在。

（2）寄生在肠道的只有人毛滴虫，阴道毛滴虫寄生在阴道和尿道，有时在粪便中也可见到，多为白带和尿液污染。口腔毛滴虫只寄生在口腔（图2-60～图2-63）。

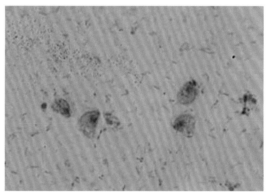

图 2-60　人毛滴虫

可见4个人毛滴虫滋养体，前鞭毛和与身体等长的波动膜均隐约可见，核位于前端，核仁大（铁苏木素染色，×800；引自：余森海，许隆祺.1992.人体寄生虫学彩色图谱）

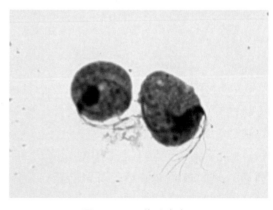

图 2-61　阴道毛滴虫 1

图中2个滋养体的前鞭毛、毛基体、副基纤维都较清楚（铁苏木素染色）

4. 肠内滴虫（*Retortamonas intestinalis*，图 2-64）

（1）滋养体（图 2-65）

1）大小：（4～9）μm×（3～4）μm。

2）形状：长圆形或椭圆形，后端稍尖。

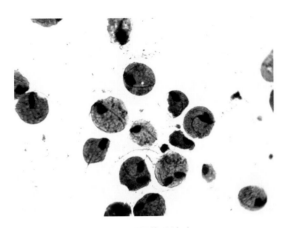

图 2-62 阴道毛滴虫 2

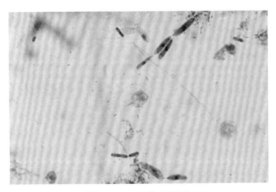

图 2-63 口腔毛滴虫

图中滋养体的波动膜、轴柱都很清晰，还可见在虫体前端的核（吉氏染色，×800；引自：余森海，许隆祺.1992.人体寄生虫学彩色图谱）

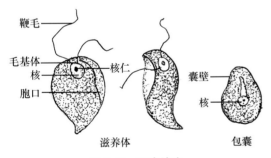

图 2-64 肠内滴虫

3）运动：活泼，呈突然跳跃式前进。

4）细胞核：1个，呈圆形或卵圆形，位于虫体前端，核膜薄，中央有显著的核仁。

5）胞口：大，呈长圆形，位于虫体前端核的后方，边缘清晰。

6）毛基体和鞭毛：核前有2个毛基体，

从毛基体发出2根鞭毛，一根长而细，从虫体前端游离而出，另一根后鞭毛略短而粗，从胞口向后游离而出。

7）细胞质：内含细颗粒和小泡。

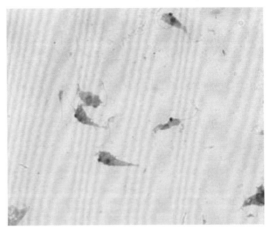

图 2-65 肠内滴虫滋养体

图中可见前端从毛基体发出2根长短、粗细不一的鞭毛，核和核仁都看不清楚（铁苏木素染色，×815；引自：余森海，许隆祺.1992.人体寄生虫学彩色图谱）

（2）包囊（图2-66）

1）大小：（4~9）μm×（3~4）μm。

2）形状：梨形。

3）囊壁：厚，为双层壁。

4）细胞核：1个，核仁清楚，核两旁有胞口锥形。

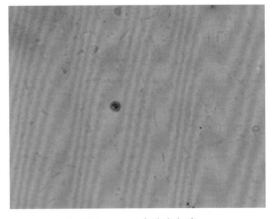

图 2-66 肠内滴虫包囊

图中可见一个核，核旁见有胞口锥形（铁苏木素染色，×815；引自：余森海，许隆祺.1992.人体寄生虫学彩色图谱）

5. 中华内滴虫（*Retortamonas sinensis*，图 2-67）

（1）滋养体（图 2-68）

1）大小：134μm×52μm，活动时长度可达 20μm，静止时 10μm×7μm。

2）形态：变化较大，运动活跃时呈长椭圆形，后端较尖，稍扭转。

3）运动：连续螺旋式向前滑动。

4）细胞核：和毛基体相距较远，核仁较大。

5）鞭毛：2 根，长短、粗细相同，后鞭毛不在胞口内经过。

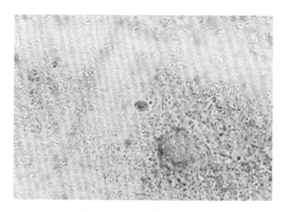

图 2-69　中华内滴虫包囊

图中包囊呈梨形，1 个核，核仁较清楚，核旁有胞口雏形（铁苏木素染色，×815；引自：余森海，许隆祺 . 1992. 人体寄生虫学彩色图谱）

6. 人肠滴虫（*Enteromonas hominis*，图 2-70）

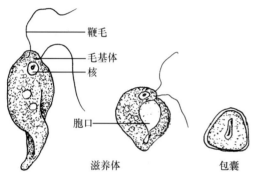

图 2-67　中华内滴虫

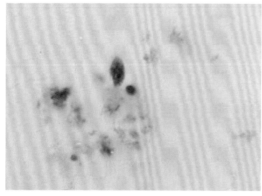

图 2-68　中华内滴虫滋养体

图中虫体有 1 个核，核仁较大、隐约可见（铁苏木素染色，×815；引自：余森海，许隆祺 . 1992. 人体寄生虫学彩色图谱）

（2）包囊（图 2-69）

1）大小：平均为 6μm×3μm。

2）细胞核：1 个，清楚，核旁有胞口雏形。

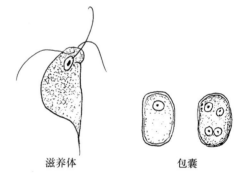

图 2-70　人肠滴虫

（1）滋养体（图 2-71）

1）大小：（4～10）μm×（3～6）μm。

2）形态：卵圆形或梨形，常有变化。

3）运动：活泼，呈颠簸跃进式。

4）细胞核：虫体前端有 1 个核，核仁大、居中。

5）毛基体和鞭毛：核膜前有 2 个毛基体，分别发出 3 根前鞭毛和 1 根后鞭毛，后鞭毛沿体缘向后延伸，在后端游离于体外。

6）细胞质：无色透明，染色后呈泡沫状，内含很多食物泡。

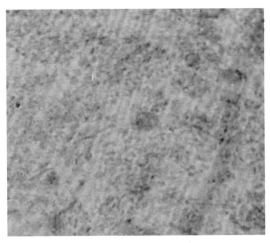

图 2-71 人肠滴虫滋养体

图中虫体可见 1 个核,核仁较大,其他结构看不清(铁苏木素染色,×815;引自:余森海,许隆祺.1992.人体寄生虫学彩色图谱)

2)包囊(图 2-72)

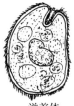

滋养体　　　　　包囊

图 2-73 结肠小袋纤毛虫

故以滋养体为主。

(1)滋养体(图 2-74)

1)大小:(50 ~ 200)μm×(30 ~ 100)μm,低倍镜下极易找到。

2)形态:长圆形或卵圆形,周身有均匀等长的纤毛,紧密而稍斜行排列于虫体表面。

3)胞口:位于虫体前端,内有较大纤毛。

4)胞肛:位于虫体后端。

5)收缩泡:一般有 2 个,一个在虫体中部,另一个在后端和胞肛相通,以调节体内水分和进行排泄。

6)细胞核:虫体中部一肾形大核和一球形小核,小核位于大核旁的半月形凹陷内,在染色标本中容易看到,未染色标本中大核呈折光的透明块。

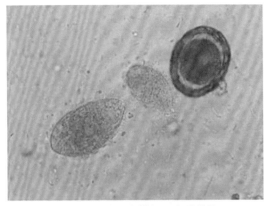

图 2-72 人肠滴虫包囊

图中为四核包囊,每端有 2 个核(铁苏木素染色,×1040;引自:余森海,许隆祺.1992.人体寄生虫学彩色图谱)

1)大小:(6 ~ 8)μm×(3 ~ 4)μm。

2)形态:圆形或卵圆形。

3)结构:囊壁清楚、双层,有 1 ~ 4 个核,分别位于两端。

(三)结肠小袋纤毛虫(*Balantidium coli*,图 2-73)

在人体寄生的纤毛虫只有一种,即结肠小袋纤毛虫。其在人体内很少形成包囊,

图 2-74 结肠小袋纤毛虫滋养体

生理盐水涂片,滋养体与受精蛔虫卵大小相似。虫体呈长圆形,周身布满等长的纤毛。凹陷处是胞口,内有纤毛。图中有 2 个滋养体,其中较大滋养体的大核在胞口下方,即虫体的中部。接近胞肛处有一大的收缩泡(×430;引自:余森海,许隆祺.1992.人体寄生虫学彩色图谱)

（2）包囊（图2-75）

1）大小（直径）：40～60μm。

2）形态：圆形。

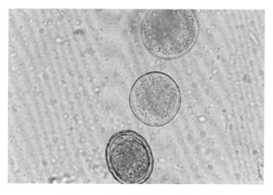

图2-75　结肠小袋纤毛虫包囊

生理盐水涂片，呈球形，有时可隐约看到包囊内的滋养体及体表的纤毛（×420；引自：余森海，许隆祺.1992.人体寄生虫学彩色图谱）

3）囊壁：双层，厚而透明。

4）囊中滋养体：新形成的包囊可清晰地见到活动的滋养体，体表纤毛清晰可见。

5）细胞核：未染色标本大核呈透明块状。

6）收缩泡：幼稚型包囊中可见。

（四）人芽囊原虫（*Blastocystis hominis*，图2-76）

以前认为人芽囊原虫是胃肠道内的共生酵母菌，现认为是原虫。该原虫最易在液状或水样便中检出，它可引起慢性腹泻。人芽囊原虫呈圆形或椭圆形，长径6～15μm，虫体有明显的壁。中央有一个清楚或偶然染色很深的区域，周边可见3～7个颗粒，颗粒的大小、形态不一（图2-77）。

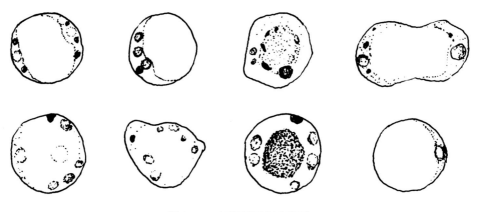

图2-76　人芽囊原虫示意图

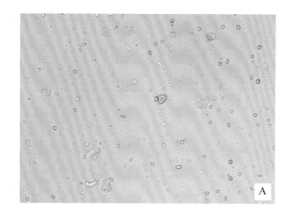

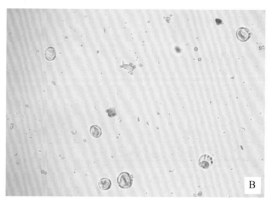

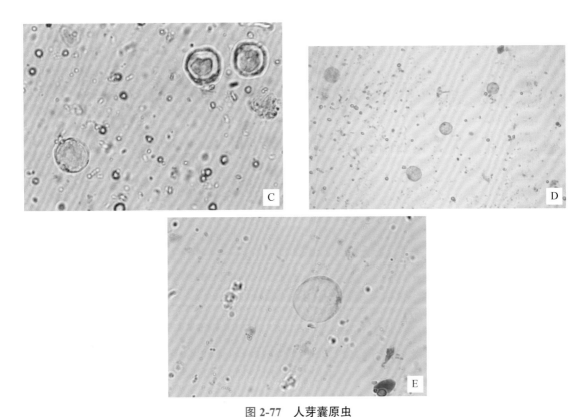

图 2-77　人芽囊原虫

A.生理盐水涂片 ×400；B.碘染色 ×400；C.碘染色 ×1000；D.瑞氏染色 ×400；E.瑞氏染色 ×1000

四、线虫幼虫

线虫在发育过程中有的需要中间宿主，有的不需要。土源性线虫不需要中间宿主，雌虫受精后产出受精卵。卵和卵内孵出的幼虫在外界环境中继续发育，经一次蜕皮后即成为第二期幼虫。钩虫第二期幼虫的食管呈棒状，中部略细，后端呈梨形，通称其为杆形食管。第一、二期的幼虫被称为杆状蚴。杆状蚴在外界环境中再蜕皮一次发育成第三期幼虫，此时幼虫口腔关闭，食管延长，无后端梨形膨大，为丝状食管，此时的幼虫被称为丝状蚴（感染期幼虫）。

（一）土源性线虫杆状蚴的鉴别

杆状蚴口腔的长短与壁的薄厚具有虫种鉴别意义。口腔之后是食管，然后是肠管，肠管终止于肛门附近，在肠管中部与腹部

体壁之间有一组折光性很强的细胞，此即将来发育为成虫生殖系统的生殖原基。

1. 粪类圆线虫杆状蚴　见图 2-78。

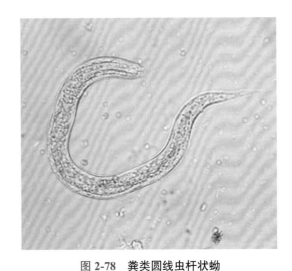

图 2-78　粪类圆线虫杆状蚴

口腔短，壁薄，生殖原基显著（×420；引自：余森海，许隆祺.
1992.人体寄生虫学彩色图谱）

2. 钩虫杆状蚴　见图 2-79。

3. 小杆线虫属（艾氏小杆线虫杆状蚴）　见图 2-80。

线虫杆状蚴的鉴别见图 2-81 和表 2-1。

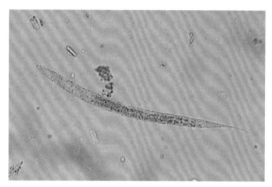

图 2-79　钩虫杆状蚴

（×210；引自：余森海，许隆祺 . 1992. 人体寄生虫学彩色图谱）

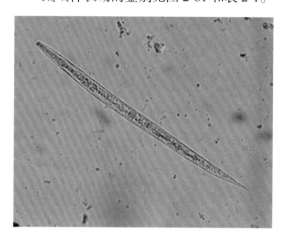

图 2-80　艾氏小杆线虫杆状蚴

食管有 3 个膨大部（×210；引自：余森海，许隆祺 . 1992. 人体寄生虫学彩色图谱）

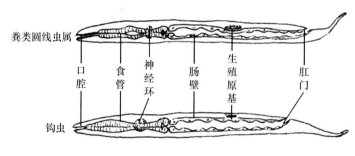

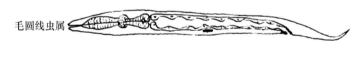

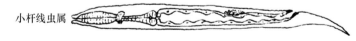

图 2-81　线虫杆状蚴的鉴别

表 2-1　线虫杆状蚴的鉴别

	粪类圆线虫属	钩虫	毛圆线虫属	小杆线虫属
口腔	较短，4μm，长度小于体宽，口腔壁薄	较长，15μm，约与体宽相等，口腔壁稍厚	较长，约与体宽相等，口腔壁稍厚	较长，约与体宽相等，口腔壁稍厚
食管	2 个膨大部	2 个膨大部	2 个膨大部	前部膨大，中部有个膨大部，后部为球形膨大
生殖原基	显著易见（22μm）	微小，不易见（7μm）	微小，不易见	微小，不易见
后端	钝尖	细尖	有的呈珠状膨大	尖

（二）土源性线虫丝状蚴的鉴别

十二指肠钩虫和美洲钩虫的虫卵形态无法区别，但它们的丝状蚴可以区别。此外，其他线虫在外界发育成丝状蚴，也可按形态加以鉴别。除粪类圆线虫外，其他线虫的丝状蚴都有鞘；虫体前端钝圆或呈圆锥形，后端钝或尖。其内部结构从头到尾排列顺序：口腔、食管、肠、肛门。鞘的有无、食管占体长的比例、肠管直或曲等，在虫种鉴别上都有重要意义（图2-82）。

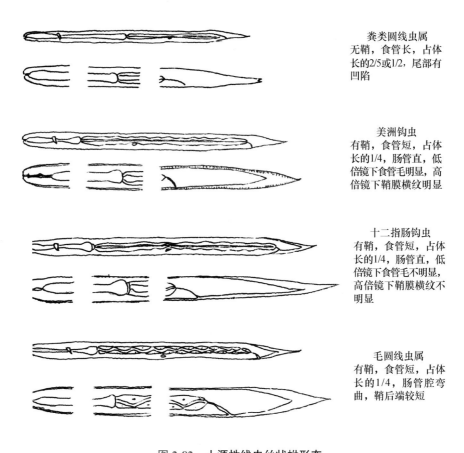

粪类圆线虫属
无鞘，食管长，占体长的2/5或1/2，尾部有凹陷

美洲钩虫
有鞘，食管短，占体长的1/4，肠管直，低倍镜下食管毛明显，高倍镜下鞘膜横纹明显

十二指肠钩虫
有鞘，食管短，占体长的1/4，肠管直，低倍镜下食管毛不明显，高倍镜下鞘膜横纹不明显

毛圆线虫属
有鞘，食管短，占体长的1/4，肠管腔弯曲，鞘后端较短

图 2-82 土源性线虫丝状蚴形态

1. 美洲钩虫丝状蚴（图2-83）
2. 美洲钩虫丝状蚴尾部鞘膜横纹（图2-84）
3. 十二指肠钩虫丝状蚴（图2-85）
4. 十二指肠钩虫丝状蚴尾部（图2-86）
5. 毛圆线虫属丝状蚴（图2-87）
6. 毛圆线虫属丝状蚴中部 其肠管曲折（图2-88）。
7. 粪类圆线虫丝状蚴（图2-89）
8. 粪类圆线虫丝状蚴尾部 其尾部凹陷（图2-90）。

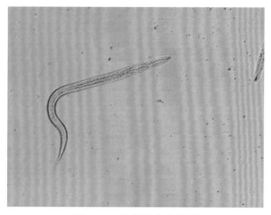

图 2-83　美洲钩虫丝状蚴

有鞘，食管约占体长的 1/4，低倍镜下食管矛明显，肠管直
（×124；引自：余森海，许隆祺．1992.人体寄生虫学彩色图谱）

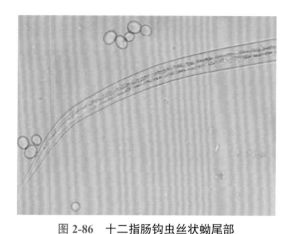

图 2-86　十二指肠钩虫丝状蚴尾部

高倍镜下尾部鞘膜没有横纹（引自：余森海，许隆祺．1992.
人体寄生虫学彩色图谱）

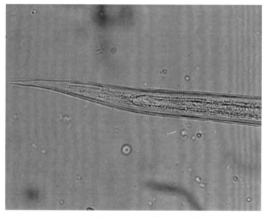

图 2-84　美洲钩虫丝状蚴尾部鞘膜横纹

高倍镜下尾部鞘膜横纹明显（×500；引自：余森海，许隆祺．
1992.人体寄生虫学彩色图谱）

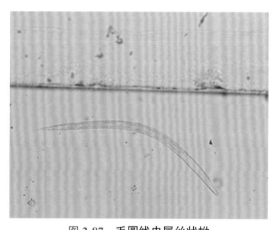

图 2-87　毛圆线虫属丝状蚴

鞘的后端较短，突然变细（×124；引自：余森海，许隆祺．
1992.人体寄生虫学彩色图谱）

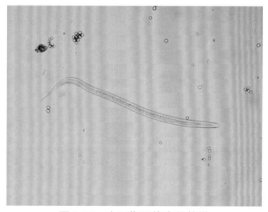

图 2-85　十二指肠钩虫丝状蚴

有鞘，食管约占体长的 1/4，低倍镜下食管矛不明显，肠管
直（×124；引自：余森海，许隆祺．1992.人体寄生虫学彩
色图谱）

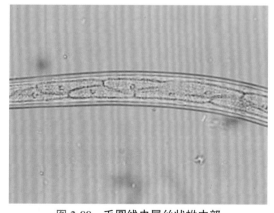

图 2-88　毛圆线虫属丝状蚴中部

肠管曲折，中部弯曲显著（×500；引自：余森海，许隆祺．
1992.人体寄生虫学彩色图谱）

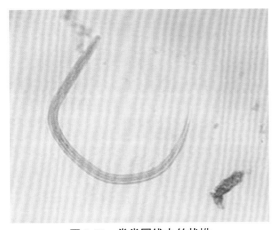

图 2-89　粪类圆线虫丝状蚴

无鞘，食管约占体长的 1/2，尾钝（×210；引自：余森海，许隆祺 . 1992. 人体寄生虫学彩色图谱）

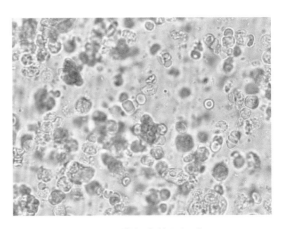

图 2-91　粪便中的红细胞 1

涂片中红细胞、白细胞多见，红细胞形态不规整

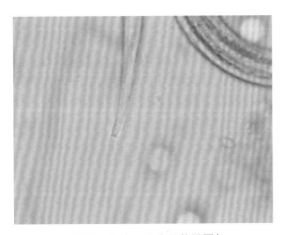

图 2-90　粪类圆线虫丝状蚴尾部

尾端有凹陷（×1050；引自：余森海，许隆祺 . 1992. 人体寄生虫学彩色图谱）

第三节　粪便的细胞学检查

一、红　细　胞

红细胞（erythrocyte）在正常粪便中不存在，在下消化道出血、感染、恶性肿瘤时可见。溶组织阿米巴感染者粪便中红细胞较白细胞多，且成堆出现，可见红细胞破碎现象。细菌性痢疾者的粪便中白细胞较红细胞多，常散在分布（图 2-91 和图 2-92）。

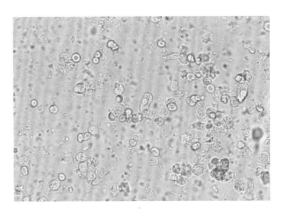

图 2-92　粪便中的红细胞 2

涂片中红细胞、白细胞并存

二、白　细　胞

白细胞（leukocyte）在正常粪便中偶然可见，常在黏液及脓血便中检出。多为中性分叶核粒细胞，不染色标本呈灰白色。由于细胞退变，细胞多胀大，结构不清。如数量较多，成堆出现，且细胞膜不完整或已破碎，此时亦称脓细胞，说明感染严重（图 2-93 和图 2-94）。

三、巨　噬　细　胞

巨噬细胞（macrophage）常见于细菌性痢疾及直肠炎症时，在不染色的标本中，细胞体积大小不等，一般直径＞ 20μm，呈

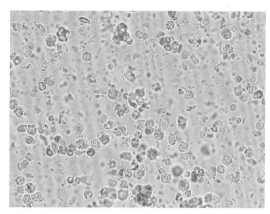

图 2-93 粪便中的白细胞 1

涂片中红细胞、白细胞多见

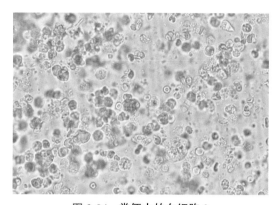

图 2-94 粪便中的白细胞 2

白细胞成堆出现，细胞严重退变，结构不清

圆形、卵圆形或不规则形。胞质有时呈伪足状突出，外质常清亮透明。无伪足伸出者，内外质不分明，含有颗粒及被吞噬物（细菌及少量红细胞、白细胞等）。常有 1~2 个核，大小不等。该细胞可散在或成群出现，多有程度不同的退变现象（图 2-95 和图 2-96）。

四、上皮细胞

上皮细胞（epithelial cell）在正常粪便中很少见到，肠道炎症时可见，多为柱状上皮细胞，由于发生不同程度的退变，细胞形态多样，一般称其为肠黏膜上皮细胞。当直肠发生炎症或严重便秘时，黏液呈乳白色，不透明，此时可与真性腹泻的黏液区别（图 2-97~图 2-99）。

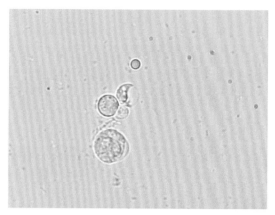

图 2-95 巨噬细胞 1

图中下方胞体较大者为巨噬细胞，呈圆形，胞质内可见被吞噬物（细菌、红细胞、白细胞、细胞碎片等），细胞右侧可见透明的伪足状外质，胞核呈类圆形

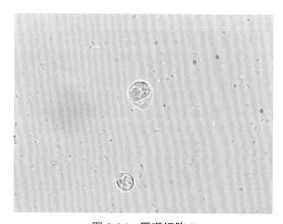

图 2-96 巨噬细胞 2

图中上方巨噬细胞胞体较大，胞核偏位，胞质中可见被吞噬的细胞碎片

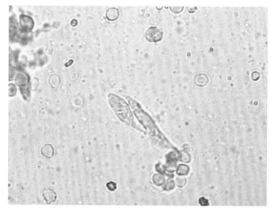

图 2-97 柱状上皮细胞 1

为肠黏膜上皮细胞，常成群出现。细胞呈长柱形或椭圆形，胞核呈圆形，常位于胞体一端或偏位，多数细胞出现不同程度的退变

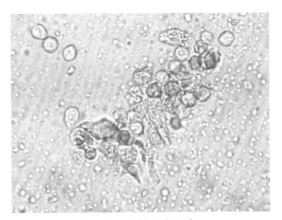

图 2-98　柱状上皮细胞 2

黏液团内可见较多柱状上皮细胞

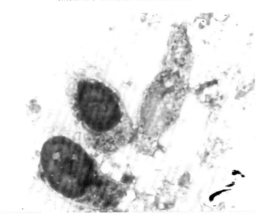

图 2-99　柱状上皮细胞 3

退变的柱状上皮细胞（瑞氏染色）

五、酵母菌和真菌

酵母菌可见于正常人粪便中，多为卵圆形，有时可见出芽或呈短链状。真菌则少见，如在性状正常的粪便中见到真菌，则应排除标本被污染或放置过久所致。临床上大量应用抗生素后，可使肠道菌群失调，引起真菌感染，所见真菌孢子直径 3 ~ 5μm，呈椭圆形或圆形，折光性强，革兰氏染色呈强阳性（图 2-100 和图 2-101）。

有时在腹泻患者的粪便中可见到人芽囊原虫，该原虫不染色标本为无色或淡黄色，呈圆形或长圆形，大小 5 ~ 25μm。内含一巨大透明体，周围可见狭窄的胞质，胞质内含有少数折光小体，小体在水中可

迅速破裂而消失。在部分正常人的粪便中也可见此原虫。

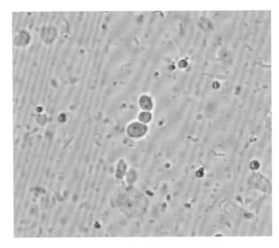

图 2-100　正常粪便中的酵母菌

在正常粪便中可见少量酵母菌，菌体呈圆形或椭圆形，可见侧芽或呈短串串珠样连接在一起

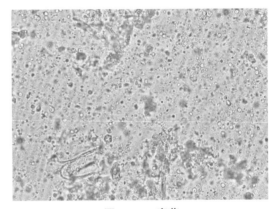

图 2-101　真菌

菌群失调时，可在粪便中见到大量真菌

六、脂肪滴（中性脂肪）

粪便中所见脂肪多为中性脂肪（neutral fat），呈折光性很强的黄色滴状物或不定型块状物，苏丹Ⅲ染色呈红色（图 2-102 和图 2-103）。

七、淀粉颗粒

健康人食入大量淀粉后，可在粪便中见到淀粉颗粒（starch granule）。当糖类消

化出现障碍时，则可大量出现。颗粒大小不等，呈圆形或类圆形，无色，有光泽，可见层状结构，碘液染色呈蓝色（图 2-104 和图 2-105）。

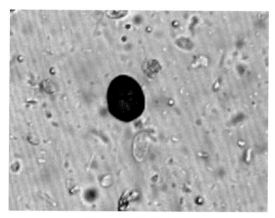

图 2-105　淀粉颗粒 2

淀粉颗粒呈蓝色（碘液染色）

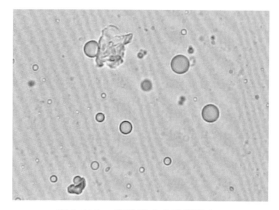

图 2-102　脂肪滴（中性脂肪）1

脂肪滴呈圆球形，大小不一，折光性强

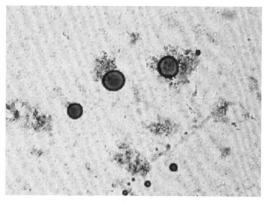

图 2-103　脂肪滴（中性脂肪）2

脂肪滴呈橘红色（苏丹Ⅲ染色）

八、夏科－莱登结晶

夏科－莱登结晶（Charcot-Leyden crystal）常为无色透明、大小不等、两端尖长、折光性较强的结晶（图 2-106）。多项研究认为该结晶由嗜酸性粒细胞中嗜酸性颗粒裂解融合形成，故查见该结晶时多伴有嗜酸性粒细胞增多。该结晶常见于过敏性肠炎、肠道溃疡、寄生虫感染、阿米巴痢疾等。

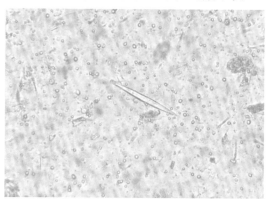

图 2-106　夏科－莱登结晶

九、胆固醇结晶

胆固醇结晶大小不等，无色透明，多呈缺角方形、薄片状（图 2-107）。其临床意义尚不明确，但有研究认为与脂肪代谢异常有关。

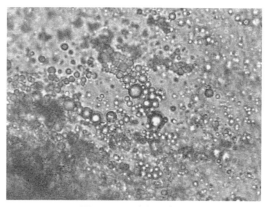

图 2-104　淀粉颗粒 1

淀粉颗粒大小不一，呈圆形或类圆形，无色，有光泽

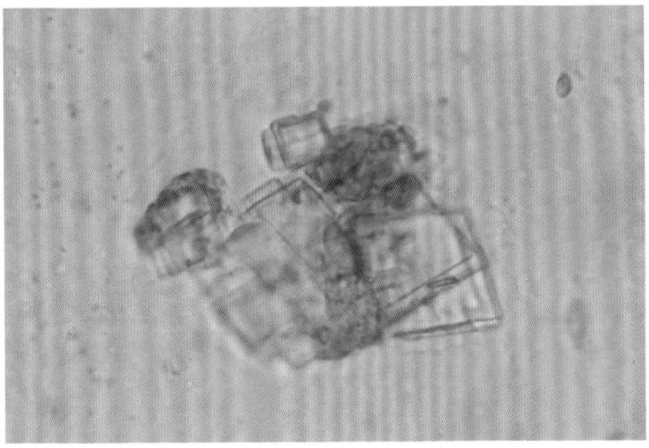

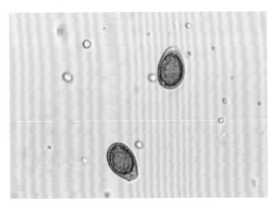

图 2-107 胆固醇结晶

十、灵芝孢子及花粉

服用灵芝孢子粉的患者粪便中可见到较多灵芝孢子，该孢子形态似肝吸虫卵，但较肝吸虫卵体积小，不染色标本镜下为浅棕褐色，形似西瓜子（图 2-108 和图 2-109）。

服用花粉的患者粪便或被花粉污染的粪便中可见花粉颗粒（图 2-110）。

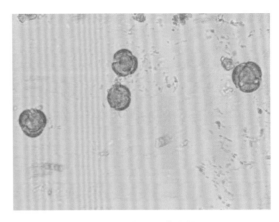

图 2-110 花粉（高倍镜）

图 2-108 灵芝孢子（高倍镜）

外形极似肝吸虫卵，但体积较肝吸虫卵小，没有明显的小盖及尾部，也没有小棘状突起

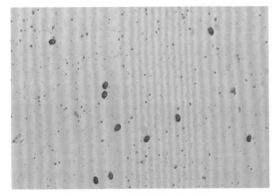

图 2-109 灵芝孢子（低倍镜）

第四节 消化系统寄生虫的人体分布

一、口、咽和食管

1. 原虫 如溶组织内阿米巴（咽、食管），齿龈内阿米巴、口腔毛滴虫、利什曼原毛虫（口腔黏膜、舌部），弓形虫（唾液）。

2. 吸虫 如弯口属吸虫、*Chinostomum*、肝片形吸虫、斯氏狸殖吸虫幼虫（颊）等。

3. 绦虫 如曼氏迭宫绦虫裂头蚴、链状带绦虫囊尾蚴（舌下、口腔黏膜），细粒棘球绦虫棘球蚴（咽、涎腺）。

4. 线虫 如似蚓蛔线虫（咽），棘颚口线虫（咽），美丽筒线虫（口腔黏膜下），东方毛圆线虫、双垫刃属线虫、毛细线虫（咽、舌），*Terranoua* 属线虫、蠕形住肠线虫（食管），毛线虫幼虫（唾液腺），粪类圆线虫（食管）。

5. 昆虫幼虫 如狂蝇、麻蝇、绿蝇、厕蝇、肉蝇。

6. 蛭 如软水蛭（咽），*Dinobdella*（咽）。

二、胃

1.原虫　如溶组织内阿米巴、隐孢子虫。

2.吸虫　如血吸虫（裂体吸虫：静脉，虫卵：胃壁）；姜片吸虫。

3.绦虫　如链状带绦虫囊尾蚴（胃壁）。

4.线虫　如颚口线虫、血矛线虫、似蚓蛔线虫、粪类圆线虫幼虫、肠毛细线虫、蠕形住肠线虫、罗阿丝虫微丝蚴、东方毛圆线虫、肾膨结线虫幼虫（胃壁）。

5.昆虫　如肠胃蝇幼虫。

三、肠　　道

1.原虫　如溶组织内阿米巴、结肠内阿米巴、哈门内阿米巴、微小内蜒阿米巴、波列基内阿米巴、布氏嗜碘阿米巴、人毛滴虫、肠内滴虫、中华内滴虫、迈氏唇鞭毛虫、蓝氏贾第鞭毛虫、贝氏等孢球虫、刚地弓形虫、隐孢子虫、*Nyctotherus*属原虫、结肠小袋纤毛虫。

2.吸虫　如伪盘吸虫、布氏姜片虫、异形吸虫、棘口吸虫、肝片形吸虫、华支睾吸虫、缘口吸虫、棘隙吸虫、棘缘吸虫、斜睾吸虫、似腹盘吸虫、真缘吸虫、鞭带吸虫、棘带吸虫、单睾吸虫、日本裂体吸虫、双腔吸虫、阔盘吸虫、并殖吸虫、猪后睾吸虫、横川后殖吸虫等。

3.绦虫　如瑞列绦虫、膜壳绦虫、复孔绦虫、带绦虫、剑带绦虫、伯特绦虫、无头绦虫、中殖孔绦虫、裂头绦虫、复殖孔绦虫、迭宫绦虫、多头绦虫等。

4.线虫　如蛔线虫、住肠线虫、管状线虫、无刺线虫、钩口线虫、美洲板口线虫、毛圆线虫、巴西日圆线虫、结节线虫、粪类圆线虫、艾氏同小杆线虫、菲律宾毛细线虫、旋毛线虫等。

5.铁线虫　如铁线虫幼虫、拟铁线虫幼虫。

6.棘头虫　如巨吻棘头虫、串珠棘头虫。

7.螨类　如尖螨、粉螨、酪螨、果螨。

8.昆虫　如舍蝇、腐蝇、厕蝇、锥蝇、丽蝇、蚤蝇、麻蝇等蝇类。

四、肠　　壁

1.原虫　如溶组织内阿米巴、利什曼原虫、刚地弓形虫。

2.吸虫　如裂体吸虫虫卵、异形吸虫。

3.绦虫　如链状带绦虫囊尾蚴、曼氏迭宫绦虫裂头蚴。

4.线虫　如类圆线虫幼虫、似蚓蛔线虫、毛首鞭形线虫、异尖线虫、棘颚口线虫幼虫、蠕形住肠线虫成虫。

5.螨　如粉螨。

五、肝脏和胆囊

1.原虫　如溶组织内阿米巴，锥虫，疟原虫，利什曼原虫，艾美球虫，刚地弓形虫，蓝氏贾第鞭毛虫（胆管、胆囊、肝胆小管），隐孢子虫（胆囊），人毛滴虫。

2.吸虫　如裂体吸虫虫卵、成虫（肝），片形吸虫（胆管、胆囊），支睾吸虫（胆管、胆囊、肝胆小管），后睾吸虫（胆囊），伪端盘吸虫，双腔吸虫（胆管、胆囊），并殖吸虫（肝、胆囊），斯氏狸殖吸虫幼虫，次睾吸虫（胆囊），异形吸虫虫卵，棘隙吸虫，棘口吸虫。

3.绦虫　如牛带绦虫孕节（胆总管）、猪带绦虫囊尾蚴、棘球绦虫、细粒棘球绦虫棘球蚴、多房棘球绦虫泡球蚴、裂头蚴。

4.线虫　如肝毛细线虫成虫、虫卵，蛔线虫幼虫、成虫（肝管内），毛线虫幼虫，犬弓首线虫幼虫，常现盖头线虫幼虫，类圆线虫幼虫（肝、胆管），肾膨结线虫，棘颚口线虫成虫、幼虫，蠕形住肠线虫。

5.螨　如蛇舌状虫属。

六、胰　　脏

1. 原虫　如锥虫、蓝氏贾第鞭毛虫（胰管）、刚地弓形虫。

2. 吸虫　如血吸虫（裂体吸虫虫卵）、后睾吸虫、支睾吸虫（胰管）、胰阔盘吸虫、片形吸虫。

3. 绦虫　如链状带绦虫囊尾蚴、肥胖带绦虫孕节、细粒棘球绦虫棘球蚴。

4. 线虫　如似蚓蛔线虫（胰管）、毛线虫幼虫、粪类圆线虫幼虫、毛圆线虫幼虫。

（王剑飚　郭　平　蔡　祺　陈家旭）

第三章　浆膜腔积液的显微镜检查

浆膜腔（serous cavity）的浆膜来自间胚叶，主要由间皮结缔组织构成，分为脏层和壁层，两层之间的狭窄间隙为浆膜腔，包括胸膜腔、腹膜腔、心包腔和睾丸鞘膜腔。正常浆膜腔有少量液体，起润滑作用，病理情况下可产生大量积液。积液的显微镜检查包括常规细胞学检查和细胞形态学分析两个部分，有条件的单位可综合常规报告和细胞形态分析，甚至进一步做图文报告，为临床提供更多有价值的信息。

间皮细胞在人体的分布见图 3-1。

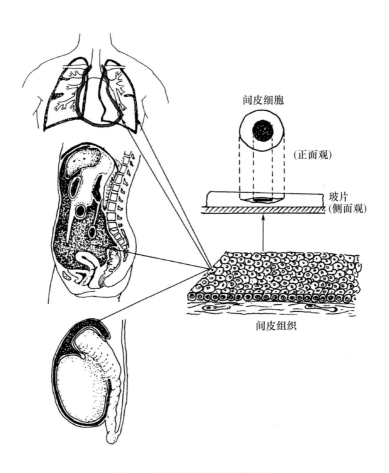

图 3-1　间皮细胞在人体的分布

第一节 浆膜腔积液的常规细胞学检查

一、标本采集

由临床医生或护理人员采集新鲜的积液约 10ml 加入专用抗凝离心管（图 3-2），盖上盖子后立刻颠倒混匀 10 次，送检。检验科收到的标本应无凝块、10ml 足量、试管标识清晰。

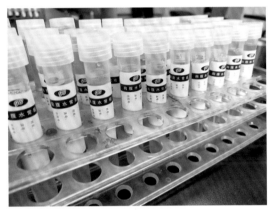

图 3-2 胸腹水专用抗凝管

液体在 10ml 左右

二、细胞计数

（一）有核细胞计数

吸取已混匀的样本直接充入血细胞计数池，静置 2 ~ 3 分钟，低倍镜下计数 2 个池内 10 个大方格的有核细胞，即为每微升浆膜腔积液的有核细胞数。如果细胞过多，可用生理盐水稀释后计数，其结果乘以稀释倍数。

计数时应将所有有核细胞（包括间皮细胞和异常细胞）计入总数。有体液检测通道的血细胞仪也可用于各种体液细胞的计数。

（二）红细胞计数

同有核细胞计数，红细胞太多时可计数中间大方格中的 5 个中方格，乘以 50，即每微升浆膜腔积液的红细胞数，也可选用全自动血细胞分析仪的体液通道进行红细胞计数。

（三）细胞计数注意事项

（1）计数前的液体必须抗凝并充分混匀后充池计数板，充池后静置 2 ~ 3 分钟再计数，使细胞沉降到同一平面。

（2）建议使用低倍镜计数，计数前的显微镜聚光器要调到最低，光栅要调到适当的位置。较难辨认的细胞可转高倍镜确认。

（3）充分利用显微镜微调节器的功能，边调节边计数，可感受到细胞的立体感，有助于对细胞进行分辨。

三、涂片制作和染色

（一）涂片制作

取 10ml 积液离心，使用普通离心机，1500 转 / 分，离心后沉渣位于试管底部一侧（图 3-3），用吸管吸尽多余的上清液，仅留下沉渣约 20μl，混匀后以推片方式制作涂片 1 ~ 3 张，写上姓名、标本种类和日期。染色后涂片见图 3-4。

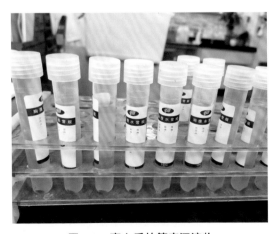

图 3-3 离心后的管底沉淀物

沉渣位于试管底部一侧

（二）染色方法

（1）干燥涂片上滴加瑞氏染液 A 液 5 ~ 10 滴，覆盖涂膜。

（2）10 ~ 30 秒后加等量 B 液，用吸耳球吹吸混匀。

（3）染色 5 ~ 10 分钟后用自来水冲洗，待干、镜检。

（三）瑞 - 吉染液配制方法

（1）瑞氏染料 1g 加甘油 5ml 研磨成糊状，加 20 ~ 50ml 甲醇多次洗涤研钵，

甲醇总用量 500ml，收集到 500ml 棕色瓶内，盖紧混匀，置阴凉处保存，备用。

（2）吉姆萨染料可用贝索的 B 染色液以 1 ∶ 9 自来水稀释，此液也可兼作瑞氏 B 液，染色效果稳定。

四、涂片分类方法

1. 阅片方式　"海岸线"的细胞分布，有无大细胞、成堆细胞及适合分类的部位，见图 3-5。在细胞分布较均匀部位滴油，转油镜分类。因涂片的积液细胞大小差距较

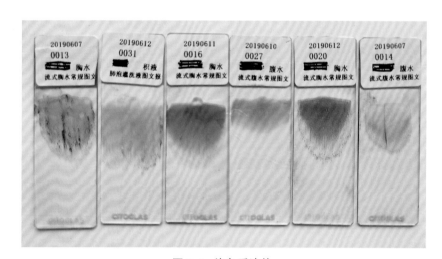

图 3-4　染色后涂片

涂片体、中、尾分布清晰

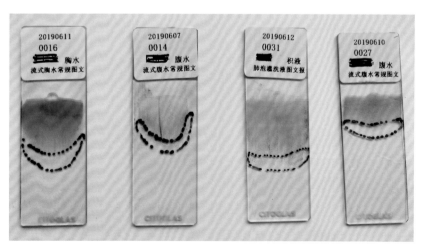

图 3-5　涂片的"海岸线"

涂片"海岸线"标记

大，体积较小的淋巴细胞常分布于涂片中间和体部，巨噬细胞和间皮细胞等体积较大的细胞常分布于涂片尾部，所以建议采用从涂片尾部向体部推进的"U"形方式分类，见图3-6。

2. 分类计数 计数100～200个有核细胞，包括中性粒细胞、淋巴细胞、巨噬细胞、间皮细胞、嗜酸性粒细胞、嗜碱性粒细胞及其他有核细胞（如癌细胞、淋巴瘤细胞、间皮瘤细胞、骨髓瘤细胞和核异质细胞等），换算百分率，给出初步报告。

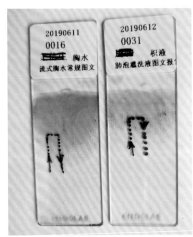

图3-6 "U"形移动分类方式，从涂片尾部向内延伸至中间折回

第二节 浆膜腔积液的细胞学分析方法

一、细胞形态学总体报告模式

细胞形态学报告应写明细胞染色方法、细胞形态学特点及可提示的检查结论，必要时可附加细胞图像。不同的细胞种类和形态改变所反映的疾病不一，可分为良性细胞改变、恶性细胞出现及非细胞成分改变三大类，如中性粒细胞形态是否完整，有无吞噬，淋巴细胞有无数量和形态的改变，巨噬细胞和间皮细胞的比例，间皮细胞的核异质改变程度，结晶、坏死颗粒、

细菌、真菌和凋亡颗粒等可见成分均应在常规分析报告上作详细的提示，尽可能为临床提供完善的信息。

二、对异常细胞的分组提示

（1）未见恶性细胞：经仔细阅片未见异常时，可发出此类报告。

（2）可见核异质细胞（如核体积明显增大、畸形，核质分布异常，核仁增大，核质比增加等）或疑为恶性细胞：应详述细胞的形态特征，并建议临床医生进行其他相关检查或动态观察。

（3）找到恶性细胞：此时应根据其细胞形态学特征，结合临床表现及其他相关检查结果，做出确切的细胞形态学诊断报告。如暂不能确诊，可报告查见异常细胞，细胞形态有恶性表现等。

三、提示性报告与诊断性报告

（1）常规检验对在低倍镜和油镜下看到的有形成分均应进行提示性报告，不应视而不见。

（2）对异常细胞要结合临床进行综合评价，与临床沟通是做好细胞学检验的重要环节。

（3）有条件的单位应采集图片，进行图文报告，完善细胞检验的特色报告。

（4）一般检验人员不发诊断性报告，只作相应提示即可。

（5）检验医师执业范围同病理医师，可做诊断性报告。

（6）病理科有完整的细胞化学染色和免疫标志物检测，所以更能完善最终的诊断结论。

四、质量保证措施及注意事项

（1）穿刺前应推动几下穿刺部位，进

行消毒，准备 10ml 专用抗凝管。

（2）抗凝管应是清洁管，抗凝剂悬壁，带盖子且标有刻度。

（3）采集的标本量尽量控制在 10ml，颠倒混匀 10 次后送检。

（4）1500 转 / 分离心 5 ~ 10 分钟，吸尽水分（包括吸管内的多余水分）后取沉渣混匀，以推片方式制片，勿以涂圈方式制片。

（5）关注涂片尾部的异常细胞、成堆细胞，发现异常细胞转油镜证实。

（6）一份规范的常规积液报告应对看到的异常细胞、微生物及结晶均给予恰当的提示，并分类有核细胞，报告百分比。

第三节　浆膜腔积液的良性细胞及临床意义

一、间皮细胞

1. 单个核间皮细胞　多数间皮细胞为单个核，间皮细胞直径为 15 ~ 20μm，可单个或成片脱落。间皮细胞胞质分布均匀，边缘可见伪足样突起，新生或新脱落的间皮细胞胞质着灰蓝色，退化变性或脱落时间较长时，着色偏红，空泡增多，甚至出现颗粒（图 3-7）。间皮细胞的胞核十分规则，呈圆形或椭圆形，胞核多位于中央，核染色质呈粗颗粒状，分布均匀，排列较疏松，着深紫红色，核仁清晰，为 1 ~ 2 个。常见间皮细胞成片脱落，胞核大小较一致，胞膜间隙清晰，排列有序（图 3-8）。间皮细胞脱落反映浆膜受到一定程度的损伤，少量出现并无临床意义。

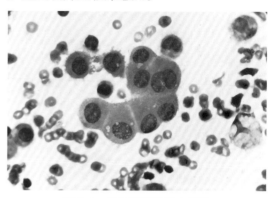

图 3-8　成片脱落的间皮细胞

胞质丰富，着色灰淡，可见空泡，核染色质疏松，可见
1 ~ 2 个核仁

2. 双核及多核间皮细胞　当间皮细胞分裂期不能正常分开时，可形成双核、三核间皮细胞（图 3-9），甚至出现多核巨细胞现象（图 3-10）。这类多核巨细胞的出现与间皮的异常增生或胞膜的异常融合有关，可出现在各类炎症和肿瘤积液中，与结核性浆膜炎并无明显相关性。

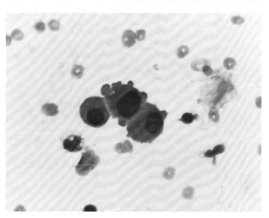

图 3-7　单个散在的间皮细胞

胞质均匀，核质比适中，胞核居中或偏位，胞质边缘可见伪
足样突起

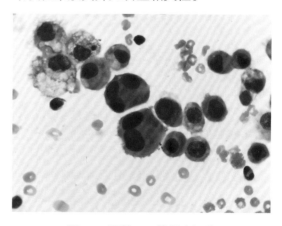

图 3-9　双核、三核间皮细胞

对称双核或不对称三核，胞质分布均匀，着灰蓝色

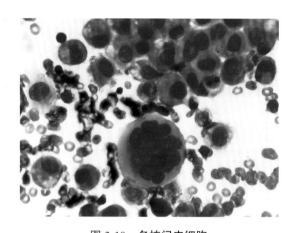

图 3-10　多核间皮细胞

胞核数量多，大小一致，排列规则，胞质分布均匀

3. 退化变性间皮细胞　浆膜水肿、缺血致营养不良时，间皮细胞易损伤脱落，当间皮细胞脱落时间较长或间皮长期浸泡在有害的积液环境中时，易出现退化变性。最常见的变化是空泡增多（图 3-11），胞质呈泡沫样改变（图 3-12）。液泡增大时可呈印戒样改变，胞核也明显固缩（图 3-13），胞质内出现明显颗粒状的包涵体（图 3-14）等变化。

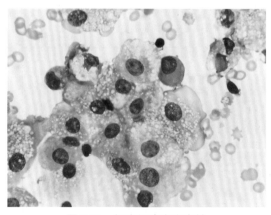

图 3-11　间皮细胞空泡变性

部分间皮细胞胞质内充满空泡，胞质着色偏淡

4. 核异质间皮细胞　间皮受到炎症、化学物质及外伤等因素损伤后，可出现不典型增生、核分裂异常，胞核增大甚至出现假肿瘤改变，导致不必要的误判。根据

胞核的大小和畸形程度可将其分为轻、中、重度核异质细胞。轻度核异质细胞最常见，其胞核稍大于正常胞核，为正常胞核的 1 ~ 2 倍，胞质和核质分布均匀、规则（图 3-15 和图 3-16）。中度核异质细胞之胞核较轻度核异质细胞大（一般为正常间皮细胞核的 2 ~ 4 倍），胞核形态、核质分布及胞质分布基本正常（图 3-17 和图 3-18）。重度核异质间皮细胞的胞核明显增大，核质可出现畸形分布，着色深浅不一，可见核膜增厚，但胞质仍较为规则，着色均匀（图 3-19 和图 3-20）。部分中、重度核异质细胞确实与肿瘤细胞形态存在交叉，所以必要时应提示临床动态观察。

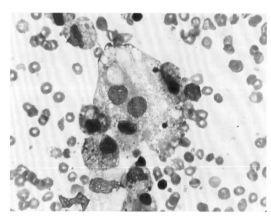

图 3-12　泡沫样胞质的间皮细胞

胞质着色偏红，空泡增大或融合，核质浓淡不一

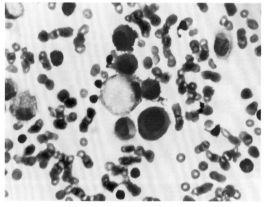

图 3-13　呈印戒样改变的间皮细胞

空泡融合成大液泡，胞核固缩，被挤到一侧

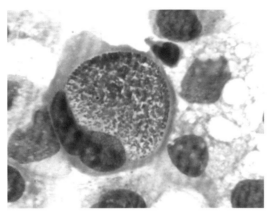

图 3-14　胞质内出现明显颗粒状的包涵体

大小不一的紫红色颗粒形成巨大包涵体，双核被挤到一侧

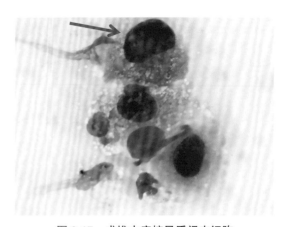

图 3-17　成堆中度核异质间皮细胞

轻度核异质细胞成簇出现或出现形态畸形时，分类级别可上升到中度

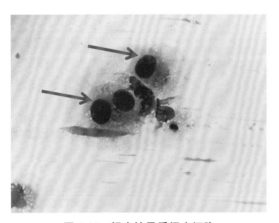

图 3-15　轻度核异质间皮细胞

单核和双核间皮细胞的胞核较一般间皮细胞核偏大，为其1～2倍，胞核着色偏深，但核质分布较均匀

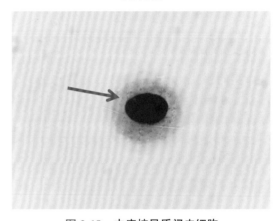

图 3-18　中度核异质间皮细胞

胞核明显增多，核质分布畸形或胞质分布畸形时可定为中度核异质细胞

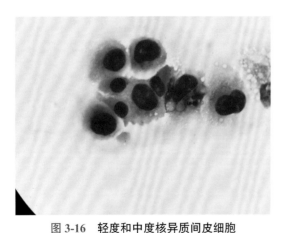

图 3-16　轻度和中度核异质间皮细胞

中度核异质细胞之胞核较轻度核异质细胞更大，胞核着色更深，核仁更明显。轻度和中度核异质细胞的胞质与普通间皮细胞差距不大，可见内外质

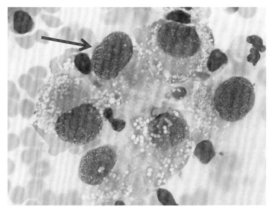

图 3-19　体积较小的重度核异质间皮细胞

胞核虽小，但成堆出现，核仁明显，核质分布和细胞排列仍较规则

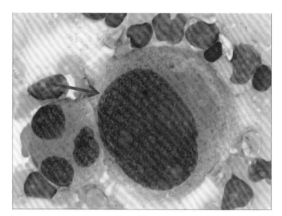

图 3-20　体积巨大的重度核异质细胞

胞核明显增大，但畸形程度一般，核仁较大，胞质内有颗粒，可见内外质

5. 其他间皮细胞　间皮细胞增多时可见少量分裂象间皮细胞（图 3-21 和图 3-22），部分间皮细胞也可见核小体（图 3-23），

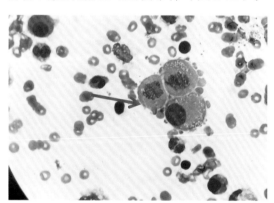

图 3-21　后期分裂象间皮细胞

相连的两个间皮细胞染色质疏松，核膜不清，为分裂后期间皮细胞

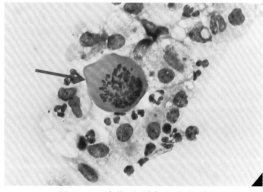

图 3-22　中期分裂象间皮细胞

染色体呈短杆状，分布不规则

提示间皮细胞分裂异常。间皮细胞吞噬现象可能与被动吞噬有关，可见吞噬红细胞及红细胞碎片（图 3-24）。

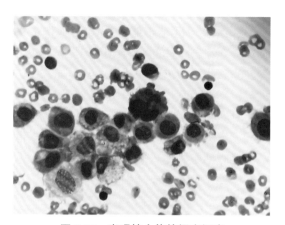

图 3-23　出现核小体的间皮细胞

胞质内出现多个核小体，细胞体积偏大

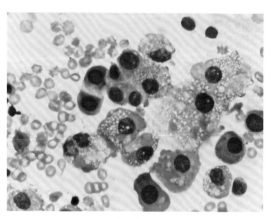

图 3-24　吞噬红细胞的间皮细胞

多个间皮细胞吞噬红细胞

二、巨 噬 细 胞

巨噬细胞的大小与间皮细胞相似，不同点在于巨噬细胞核染色质较疏松、呈网状，可见内切、折叠等不规则改变，巨噬细胞的胞质较丰富，早期胞质呈灰蓝色或灰红色，胞质内可见紫红色细小颗粒；后期可见泡沫状空泡增多，出现吞噬物，常见吞噬物为红细胞、白细胞、红细胞碎片、细菌及坏死物等。巨噬细胞数量和出现频率与淋巴细胞相似，可存在于正常浆膜腔

积液中，少量出现并无临床意义，大量出现常与各类理化因素的慢性刺激有关，急性炎症损伤或出血后的恢复、清除期也会增多。

1. 激活型巨噬细胞　巨噬细胞作为清道夫，存在于机体的任何组织，浆膜腔也一样，当浆膜腔内出现坏死物或各类异物时，大量巨噬细胞从周边组织诱导进入积液中，由于处在积液中的时间不同和功能活化程度不同，巨噬细胞可表现为多种形态。早期激活的巨噬细胞胞体较小，胞质少而着色偏蓝（图 3-25），有些巨噬细胞形态尚规则，形如退化变性的间皮细胞（图 3-26）。

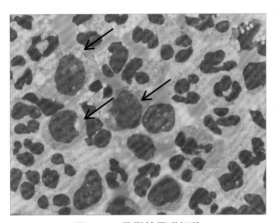

图 3-25　早期的巨噬细胞

胞质较少且着灰蓝色，紫红色颗粒稀少，核形不规则

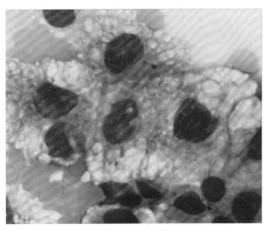

图 3-26　间皮样改变的巨噬细胞

胞质增多，着色偏灰，部分细胞核形不规则

2. 退化变性型巨噬细胞　长期浸泡在积液中或衰老的巨噬细胞，胞质可呈破网状改变（图 3-27），着色偏淡，核浓聚、固缩，退化变性甚至破碎（图 3-28）。

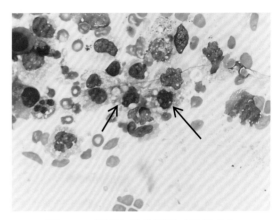

图 3-27　巨噬细胞胞质呈破网状改变

箭头所指巨噬细胞明显呈空泡变性

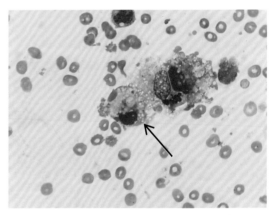

图 3-28　巨噬细胞胞核固缩

胞核变小、偏位，染色质浓聚

3. 吞噬型巨噬细胞　吞噬异物是巨噬细胞的重要功能，常见吞噬红细胞和红细胞碎片（图 3-29）。陈旧性出血性积液或囊性积液中易见含铁血黄素细胞（图 3-30）。巨噬细胞功能亢进如淋巴瘤、噬血细胞增多症等情况下，可见吞噬淋巴细胞（图 3-31）和间皮细胞（图 3-32）等正常细胞。在某些感染性积液中，可见吞噬真菌（图 3-33）和结晶（图 3-34）。

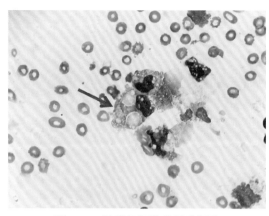

图 3-29 吞噬红细胞的巨噬细胞

箭头所指为红细胞，着色偏淡

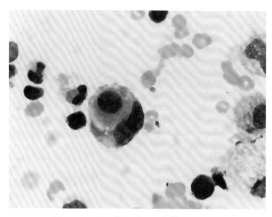

图 3-32 吞噬间皮细胞的巨噬细胞

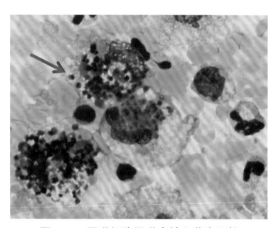

图 3-30 巨噬细胞吞噬含铁血黄素颗粒

箭头所指为吞噬陈旧性红细胞碎片或含铁血黄素颗粒的巨噬细胞

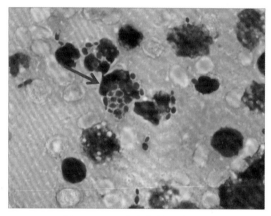

图 3-33 吞噬真菌的巨噬细胞

箭头所指为吞噬成堆真菌的巨噬细胞

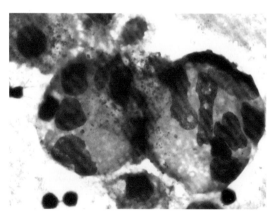

图 3-31 吞噬淋巴细胞的巨噬细胞

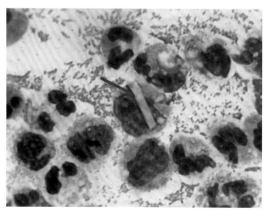

图 3-34 吞噬长方形结晶的巨噬细胞

箭头所指为长方形结晶

三、淋巴细胞

一般积液中均可出现数量不一的淋巴细胞，来自间皮下的淋巴组织，少量出现时无明显临床意义，大量出现时说明浆膜周围淋巴组织受到刺激，淋巴细胞增多最常见于结核性浆膜炎，也可见于手术后淋巴管损伤、淋巴瘤侵犯胸膜及慢性胰腺炎刺激等。计数板中的淋巴细胞（图3-35）也能分辨大概的形态，但远没有染色后的淋巴细胞形态直观，所以建议进行常规染色分类，替代计数板直接分类法。

1. 成熟小淋巴细胞　淋巴细胞体积小，胞质少，染色质浓集固缩，湿片上的淋巴细胞折光性较强（图3-36），但无法区分是成熟淋巴细胞还是幼稚淋巴细胞。

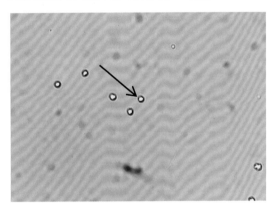

图3-35　计数板中的淋巴细胞

箭头所指为小淋巴细胞

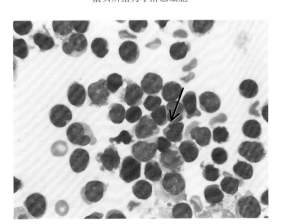

图3-36　成熟小淋巴细胞

箭头所指为小淋巴细胞

2. 反应性淋巴细胞　当各种异物或病毒刺激时，成熟淋巴细胞和外周血淋巴细胞一样也会出现异型性改变，表现出胞质增多，胞核增大，染色质呈块状，又称免疫母细胞（图3-37），个别免疫母细胞体积巨大（图3-38），应注意与淋巴瘤细胞鉴别。

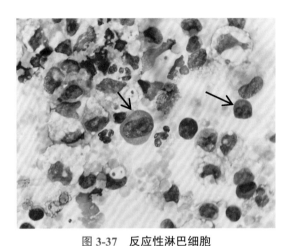

图3-37　反应性淋巴细胞

胞质增多、着灰蓝色，胞核增大，核染色质呈块状，隐约可见核仁

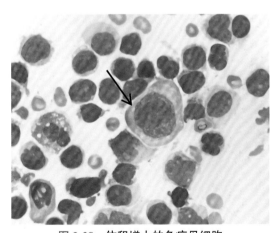

图3-38　体积增大的免疫母细胞

胞体较大，胞质较多、着深灰蓝色，胞核大而规则，染色质呈粗块状，核仁不清晰

3. 退化变性淋巴细胞　当成熟淋巴细胞进入浆膜腔时间较长或衰老时，胞核变成花瓣状（图3-39）或形成凋亡小体（图3-40）。

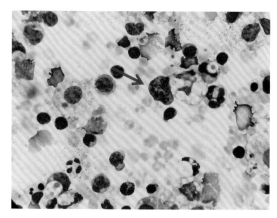

图 3-39 花瓣状退化变性淋巴细胞

箭头所指为花瓣状退化变性淋巴细胞，细胞退化变性，胞核固缩，呈花瓣状

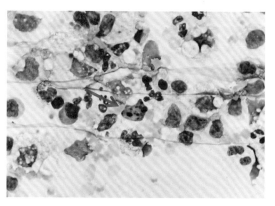

图 3-40 凋亡淋巴细胞

箭头所指为凋亡淋巴细胞，细胞体积缩小，胞核固缩，呈大小不一的球状小体，故又可称为凋亡小体

四、中性成熟粒细胞

一般积液的中性成熟粒细胞以分叶核粒细胞为主，数量比淋巴细胞要少得多，少量出现可能是早期炎症，也可能是出血引起的外周血携带所致。大量出现常与微生物感染有关，也可见于肿瘤侵犯、胰液刺激、内脏穿孔性损伤等情况。

1. 形态完整的中性粒细胞 计数板中的中性粒细胞可见明显的分叶，但无法进一步区分胞膜的完整性、细胞内的结构和吞噬物，加稀醋酸后才可见分叶结构（图 3-41），胞膜完整的中性粒细胞提示炎症还处于早期（图 3-42），对机体的损伤要小些。

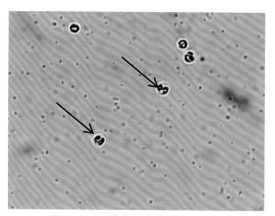

图 3-41 湿片中的少量中性粒细胞

箭头所指为中性粒细胞

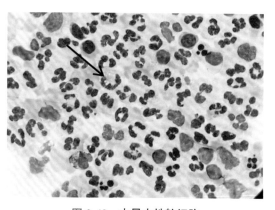

图 3-42 大量中性粒细胞

箭头所指为中性粒细胞

2. 胞膜破损的中性粒细胞 胞膜破损后，粒细胞颗粒外泄（图 3-43），易出现自溶，形成核质结构模糊的脓细胞（图 3-44）。

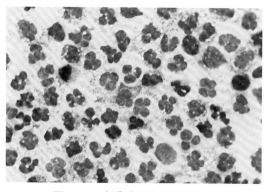

图 3-43 胞膜破碎的中性粒细胞

中性粒细胞的胞膜不完整，胞质界限不清，胞质部分或全部破坏

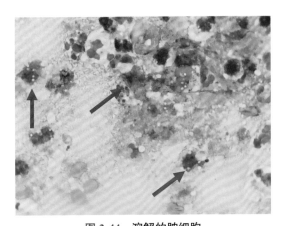

图 3-44　溶解的脓细胞

箭头所指中性粒细胞的胞膜和胞核均受到破坏，胞膜不完整，胞核退变溶解，结构模糊

3. 吞噬型中性粒细胞　中性粒细胞最常见的吞噬物是细菌（图 3-45）和真菌（图 3-46），个别可见吞噬红细胞和结晶。

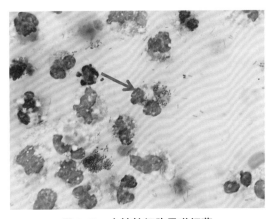

图 3-45　中性粒细胞吞噬细菌

箭头所指为成堆细菌

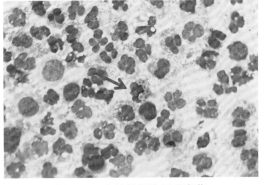

图 3-46　中性粒细胞吞噬真菌

箭头所指为真菌

4. 中性粒细胞的其他改变　可见中性粒细胞呈空泡变性（图 3-47）或中毒性变，自然死亡的中性粒细胞会形成大量凋亡小体（图 3-48）。

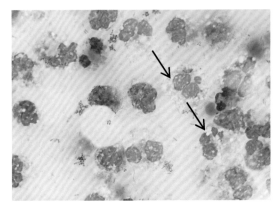

图 3-47　中性粒细胞空泡变性

箭头所指细胞胞质内出现大量空泡

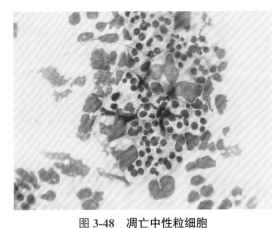

图 3-48　凋亡中性粒细胞

细胞体积缩小，胞核固缩，呈大小不一的球状小体，故又称为凋亡小体

五、出现在浆膜腔积液中的其他良性细胞

1. 嗜酸性粒细胞和嗜碱性粒细胞　一般积液中嗜酸性粒细胞和嗜碱性粒细胞较少见。嗜酸性粒细胞明显增多（图 3-49）可能与浆膜腔出血、空气进入等有关，可见于各种原因引起的气胸、血胸，但也可见于某些转移性肿瘤、淋巴瘤、结核及嗜酸性粒细胞增多症等。寄生虫感染虽然也

会引起嗜酸性粒细胞增多，但其概率较低。外源性过敏原激活嗜碱性粒细胞，可释放嗜酸性粒细胞趋化因子，致嗜酸性粒细胞明显增多，所以嗜酸性粒细胞和嗜碱性粒细胞常混合存在（图3-50）。

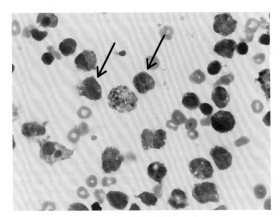

图3-49　嗜酸性粒细胞

出现大量的嗜酸性粒细胞

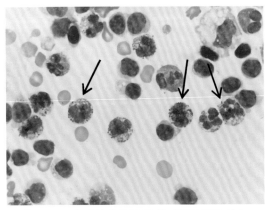

图3-50　嗜酸性粒细胞和嗜碱性粒细胞并存

箭头所指为嗜碱性粒细胞

2. 肥大细胞和脂肪细胞　某些积液可出现肥大细胞（图3-51）和脂肪细胞（图3-52），其原因不详，临床意义尚不清楚。

3. 幼稚粒细胞和巨核细胞　当髓外造血、外伤和肿瘤损伤骨质时，积液中也可出现少量幼稚粒细胞（图3-53）和巨核细胞（图3-54），后者易被初学者误认为肿瘤细胞。

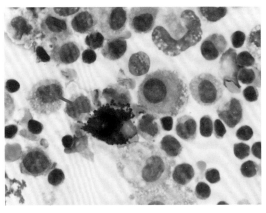

图3-51　散在的肥大细胞

箭头所指为肥大细胞，胞体较大，不规则，胞质内充满粗大而均匀的深紫红色嗜碱性颗粒，部分颗粒因细胞破碎而溢至胞外，胞核不规则，着色偏深，呈紫红色

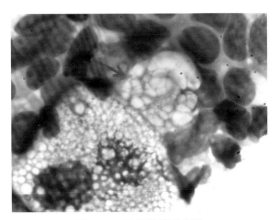

图3-52　破损的脂肪细胞

箭头所指为脂肪细胞，胞体大，胞质内充满大小不一的脂肪颗粒，染色时常因被甲醇溶解而呈空泡状

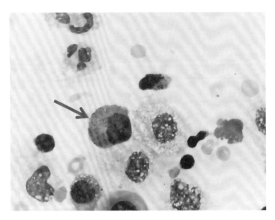

图3-53　腹水中出现幼稚粒细胞

箭头所指为中性中幼粒细胞

细胞可提示陈旧性出血（图 3-57），完整和着色鲜艳的红细胞可提示新鲜出血（图 3-58）。

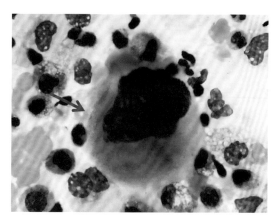

图 3-54　颗粒型巨核细胞

箭头所指为颗粒型巨核细胞，胞体巨大，胞质多，内充满细小的粉红色颗粒，胞核较大，染色质固缩，多不规则

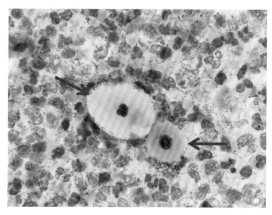

图 3-56　鳞状上皮细胞

箭头所指为鳞状上皮细胞

4. 浆细胞和鳞状上皮细胞　浆膜腔积液中浆细胞较少，成熟浆细胞的出现常与慢性炎症有关（图 3-55）。鳞状上皮细胞主要分布在与外界相通的体腔表皮，所以当化脓性浆膜腔积液中出现体积巨大的鳞状上皮细胞时（图 3-56），说明有与外界相通的脏器穿孔或手术后伤口出现瘘或手术时鳞状上皮细胞携入可能，所以这类细胞具有重要提示意义。

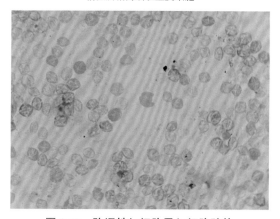

图 3-57　陈旧性红细胞及红细胞碎片

红细胞着色深浅不一，形态结构不完整，可有细胞破裂、皱缩等，血红蛋白多破坏或溢出

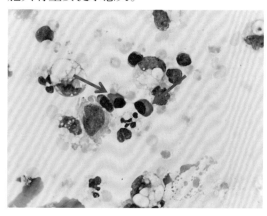

图 3-55　成熟浆细胞

箭头所指为成熟浆细胞

5. 红细胞及红细胞碎片　积液中出现红细胞，表明浆膜腔有渗血或出血，多见于肿瘤、结核及外伤等，不同着色和形状的红细胞意义不一，破损和着色较深的红

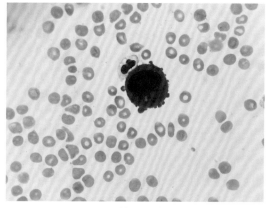

图 3-58　较新鲜的红细胞

红细胞形态结构清晰、完整，着色鲜红

第四节　浆膜腔积液的恶性细胞及临床意义

一、概　　述

（一）积液中恶性肿瘤细胞来源

浆膜腔的恶性肿瘤以直接浸润为主，所以多数恶性肿瘤细胞的出现与该腔附近的器官肿瘤有关，胸膜腔内的转移性肿瘤细胞可源于肺癌、乳腺癌、恶性间皮瘤等。腹膜腔内的肿瘤细胞多来源于胃癌、结肠癌、肝癌、胰腺癌、胆囊及胆管癌、卵巢癌、宫颈癌、子宫内膜癌等。各个浆膜腔均可出现恶性淋巴瘤、骨髓瘤和间皮瘤。睾丸鞘膜积液以良性多见。

（二）积液中恶性肿瘤细胞多少的相关因素

（1）早期或浆膜侵犯不明显时，肿瘤细胞很少。

（2）癌组织在间皮下未突破间皮时，浆膜腔也可产生大量积液，但积液肿瘤细胞仍阴性。

（3）癌组织大面积破坏间皮，癌细胞广泛种植转移时，才可查到大量癌细胞。

（4）浆膜腔原发性恶性间皮瘤，间皮细胞会大量脱落，可见成堆畸形的间皮细胞。

（5）不少肿瘤细胞因胞核小，易被误认为良性细胞而漏检。

二、积液内的转移癌细胞

（一）腺癌细胞

浆膜腔积液内的恶性肿瘤细胞绝大多数为转移癌细胞（＞98%），而转移癌细胞中又绝大多数为腺癌细胞（＞90%）。积液涂片中多数腺癌细胞聚集成团（图3-59），癌细胞胞体大小不一，部分细胞胞体较大，不规则，核质分布畸形。也可见散在分布的腺癌细胞（图3-60），这类细胞数量较少时易被漏检，但核质比较高（图3-61），核质分布畸形（图3-62）。部分癌细胞胞核并不大，但胞质可见明显的云雾状或泡沫样改变（图3-63和图3-64），可见多核巨癌细胞，这类细胞的每个核均为畸形、不规则，简称畸多核（图3-65）。当黏液分泌增多时，核被挤到一侧，紧贴细胞边缘，而呈印戒样癌细胞（图3-66）。也有腺癌细胞形态较规则，呈异常间皮细胞样改变（图3-67），这类肿瘤细胞约占腺癌细胞的5%。成团的腺癌细胞胞体较单个分布者小，细胞团内的细胞大小不一，可排列成腺腔样、桑葚样等结构，巨大的

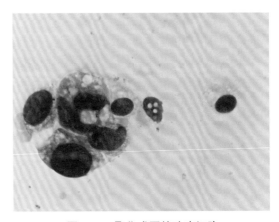

图 3-59　聚集成团的腺癌细胞

腺癌细胞大小不一，多个肿瘤细胞聚在一起

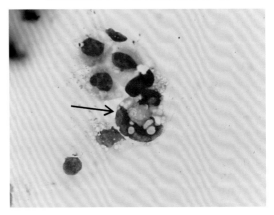

图 3-60　散在分布的腺癌细胞

腺癌细胞单个存在

细胞团块由于细胞挤压、重叠、深染，使中心部位细胞结构无法看清，但团块的边缘处仍可观察到部分细胞胞质异常、胞核大、核形或核质分布的畸形现象（图3-68）。

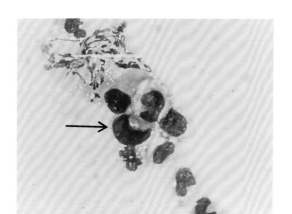

图 3-61　核质比高的腺癌细胞

细胞较大，胞质少、着色深浅不一，胞核大、不规则

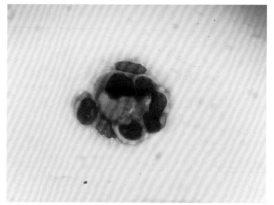

图 3-64　云雾状胞质的小核腺癌细胞

胞质内充满大分泌泡

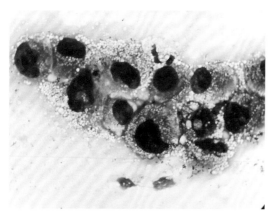

图 3-62　核质分布畸形的腺癌细胞

胞核大小不一、不规则，染色质着色深浅不一

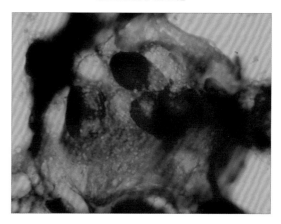

图 3-65　巨型畸形的多核腺癌细胞

胞体巨大、不规则，胞质丰富，呈深蓝色，可见分泌泡，胞核 3 个，呈不规则畸形，染色质分布不均

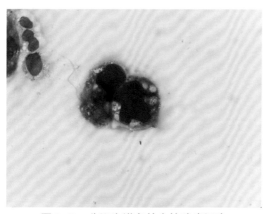

图 3-63　分泌泡增多的小核腺癌细胞

胞质中出现多个小分泌泡

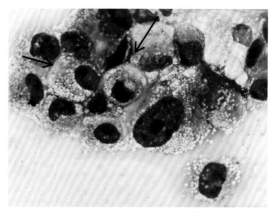

图 3-66　印戒样腺癌细胞

腺癌细胞的分泌泡增加，将胞核挤到周边，形成印戒细胞

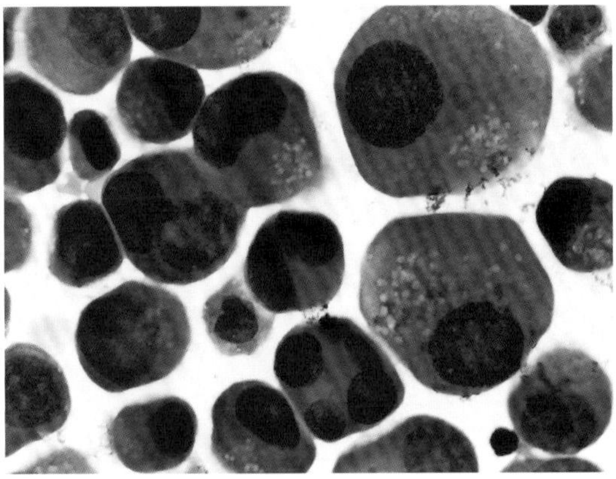

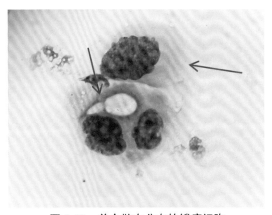

图 3-67 间皮样改变的腺癌细胞

形态类似间皮，细胞规则，呈圆形，胞质均匀，着深蓝色，胞核较规则，呈圆形，着色均匀，呈深紫红色

图 3-69 单个散在分布的鳞癌细胞

箭头所指为散在分布的鳞癌细胞

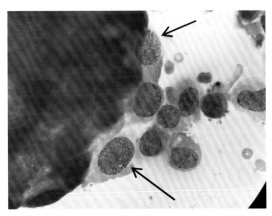

图 3-68 边缘典型的成堆腺癌细胞

腺癌细胞呈聚集、融合性生长，边缘见体积较大、核仁明显的肿瘤细胞

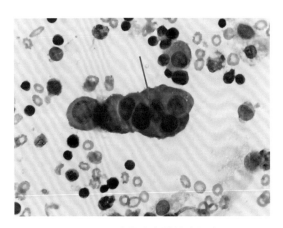

图 3-70 成堆分布的鳞癌细胞

箭头所指为聚集成堆的鳞癌细胞

（二）鳞癌细胞

在浆膜腔积液中少见，约占转移性癌细胞的 5%，癌细胞大多单个散在分布（图3-69），也可见成堆分布（图3-70）。成堆细胞表现为大小不一、形态多样，可见蝌蚪形（图3-71）、梭形改变（图3-72）。鳞癌细胞胞质较丰富，着蓝色或灰蓝色，边缘可见绒毛状突起（图3-73），排列也较为整齐，可呈站队样排列（图3-74）。

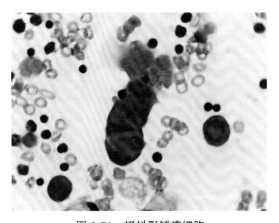

图 3-71 蝌蚪形鳞癌细胞

胞核大小不一，有的呈蝌蚪状、尾形改变

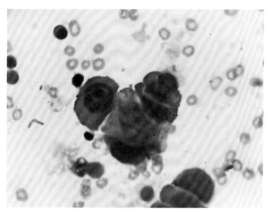

图 3-72　梭形鳞癌细胞

胞质着色较淡

（三）低分化癌细胞

低分化癌细胞常成堆或疏松成群分布（图 3-75），因胞质少，易破碎，常呈裸核样改变（图 3-76）。有时可见低分化癌细胞和较高分化的癌细胞混合存在（图 3-77），部分患者积液的低分化癌细胞分散时与淋巴瘤较难区别（图 3-78）。这类细胞多数是神经来源，当数量较少时，可因体积小不易引起重视而被漏检。

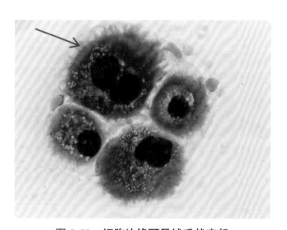

图 3-73　细胞边缘可见绒毛状突起

箭头所指为细胞边缘的绒毛状突起

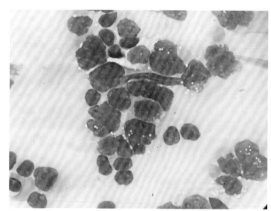

图 3-75　成团分布的低分化癌细胞

成堆分布，胞膜界限不清

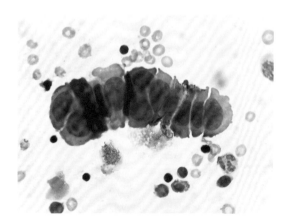

图 3-74　站队样排列的鳞癌细胞

细胞排列规则、整齐，呈站队样或柱桩样排列

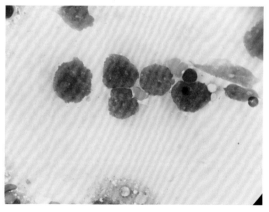

图 3-76　呈裸核样改变的低分化癌细胞

细胞大小较一致，胞质极少，染色质细腻、均一，整个细胞核质比高，似裸核

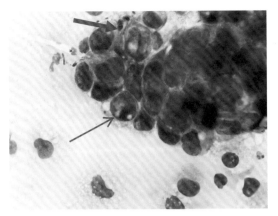

图 3-77　低分化和较高分化癌细胞并存

箭头所指为同时存在的较高分化和低分化的癌细胞

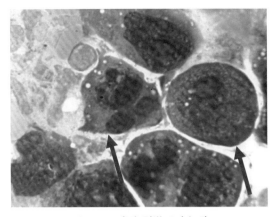

图 3-79　空泡型淋巴瘤细胞

箭头所指为幼稚型淋巴瘤细胞，胞质内空泡明显增多

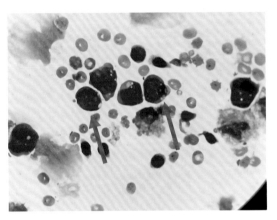

图 3-78　散在分布的低分化癌细胞

箭头所指为低分化癌细胞

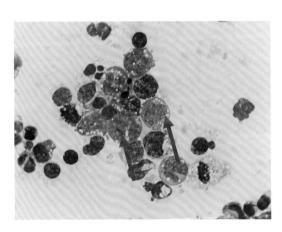

图 3-80　花瓣形淋巴瘤细胞

箭头所指为花瓣形淋巴瘤细胞

三、积液中的其他肿瘤细胞

（一）淋巴瘤细胞

　　非霍奇金淋巴瘤细胞在积液中可大量出现，瘤细胞胞体大小不一，多呈圆形或类圆形（图 3-79 ～ 图 3-82）。细胞核大而畸形，部分细胞核裂隙明显，具有明显的恶性淋巴瘤细胞特征（见图 3-79）。涂片中的瘤细胞成分较单一，散在分布，胞质多少不一，可见空泡明显增多（见图 3-80），有些淋巴瘤细胞核形不规则，与实体瘤细胞较难鉴别（见图 3-81），所以要结合血片、骨髓和临床资料，综合分析后才能做出诊断。当淋巴瘤细胞数量很少时，应小心漏检，

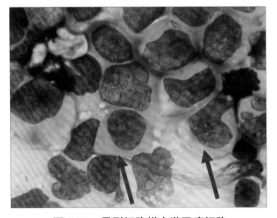

图 3-81　异型细胞样大淋巴瘤细胞

箭头所指淋巴瘤细胞胞质增多，像反应性淋巴细胞，为异型细胞样淋巴瘤细胞

有时可在涂片尾部可见个别散在的大淋巴瘤细胞（见图 3-82）。

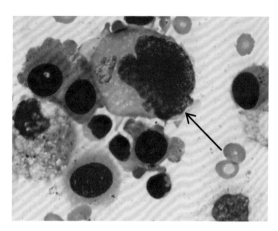

图 3-82　散在分布的大淋巴瘤细胞

箭头所指为大淋巴瘤细胞，数量较少，易漏检

（二）其他少见肿瘤细胞

间皮瘤细胞常胞体较大，呈融合性生长，胞质界限不清，胞质丰富、着深蓝色（图 3-83）。一般慢性积液可见少量成熟浆细胞，大量幼稚浆细胞的出现，说明浆细胞肿瘤侵犯浆膜可能（图 3-84）。另外，还可见临床少见的恶性肿瘤细胞，如侵犯浆膜的白血病细胞（图 3-85）、黑色素瘤细胞（图 3-86）等。

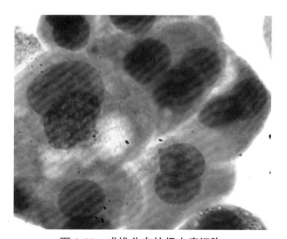

图 3-83　成堆分布的间皮瘤细胞

可有腺泡或云雾样改变，胞核大小不一，可为双核、多核

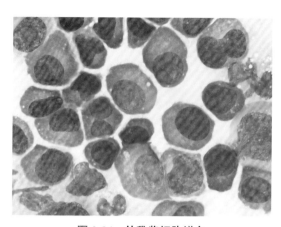

图 3-84　幼稚浆细胞增多

胞核呈圆形、偏位，染色质细腻，核仁隐约可见，胞质丰富、着深蓝色，可见明显核周淡染区

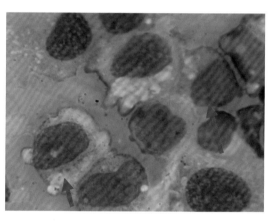

图 3-85　白血病细胞

箭头所指为幼稚单核细胞，为白血病细胞侵犯浆膜

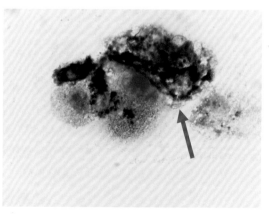

图 3-86　黑色素瘤细胞

箭头所指为黑色素瘤细胞，胞质内含有大量的黑色素颗粒

第五节 非细胞成分及临床意义

一、结 晶

积液中最常见的结晶是胆红素结晶（图3-87），着淡黄色，呈绒毛状或针尖状，成堆分布，偶见散在分布；其次是橙色血质，为块状、方形、圆球状结晶（图3-88），实为胆红素结晶的另一种表现形式。某些包裹性积液因形成时间较长、浓缩，可有胆固醇结晶出现（图3-89），部分痛风患者也可见针尖状的尿酸钠结晶（图3-90）。

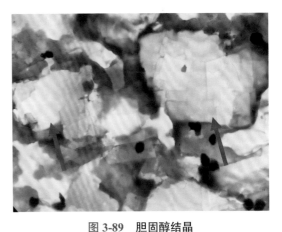

图 3-89 胆固醇结晶

箭头所指为大量胆固醇结晶，瑞氏染色下呈方块状的苍白区

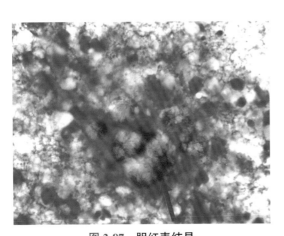

图 3-87 胆红素结晶

箭头所指为胆红素结晶，淡黄色，呈绒毛状或针尖状成束或散在分布

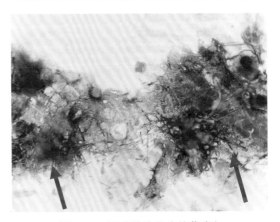

图 3-90 尿酸钠结晶（关节液）

箭头所指为大量尿酸钠结晶，呈细长、针尖状

二、微生物和寄生虫

当出现化脓性积液时，脓细胞大量增加，可见中性粒细胞吞噬细菌（图3-91）、真菌（图3-92）现象。偶尔在积液中也可找到微丝蚴（图3-93）、阿米巴原虫（图3-94）和粪类圆线虫等。

三、其他非细胞成分

积液沉渣涂片中可见较多非细胞成分，如间皮细胞和粒细胞胞质上脱落的碎片，又称浆质体（图3-95），结核性积液易见紫红色的干酪样坏死颗粒（图3-96），肠道乳糜管损伤后可出现脂肪球（图3-97），

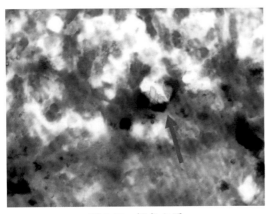

图 3-88 橙色血质

箭头所指为橙色血质，亮黄色，呈方形或块状

长期吸烟者可出现散在和被吞噬的碳素颗粒（图 3-98）。系统性红斑狼疮患者的积液中可见少量的均匀体和狼疮细胞（图

3-99），当积液蛋白质丰富时，可见间皮孔残存的细胞外均匀体（图 3-100），这种嗜酸性染色物质可能为沉积的蛋白质。

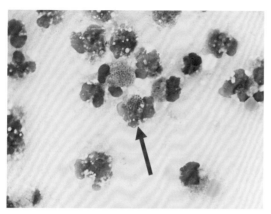

图 3-91　中性粒细胞吞噬细菌

箭头所指为吞噬大量细小球菌的中性粒细胞

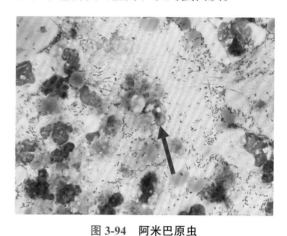

图 3-94　阿米巴原虫

箭头所指为阿米巴滋养体，该原虫外形不规则，胞质丰富，着淡蓝色，可见伪足样突起，紫红色核较小，但较真菌的核质多

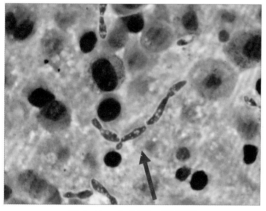

图 3-92　大小不一的真菌

箭头所指为成堆真菌，胞质呈淡蓝色，内有一深紫红色胞核

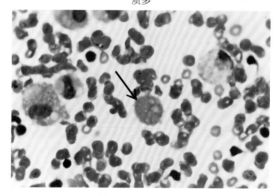

图 3-95　浆质体

箭头所指为浆质体

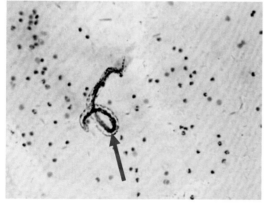

图 3-93　微丝蚴

箭头所指为微丝蚴，苏木素染色

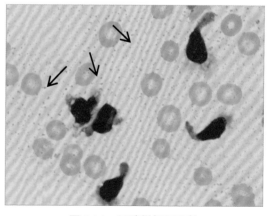

图 3-96　干酪样坏死颗粒

箭头所指为干酪样坏死颗粒

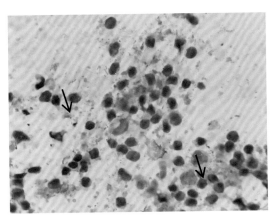

图 3-97 脂肪球

箭头所指为脂肪球，大小不一，呈圆形，着淡蓝色

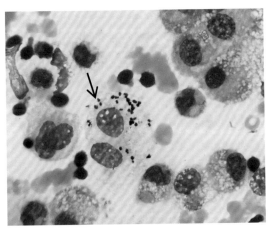

图 3-98 碳素颗粒

箭头所指为碳素颗粒，颗粒细小、均匀，着棕黑色

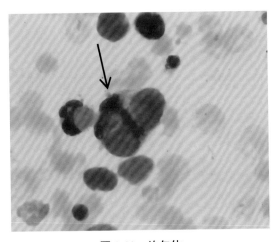

图 3-99 均匀体

箭头所指为粉红色的均匀体，旁边有典型的狼疮细胞

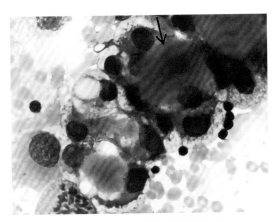

图 3-100 细胞外的嗜酸性物质

箭头所指为嗜酸性物质，着色均匀，呈粉红色

第六节 图文报告举例分析

一、化脓性浆膜腔积液

姓名：×××　　　　性别：女

年龄：62 岁

临床诊断：感染性发热

科别：感染科　　　　标本：腹水

报告日期：×××　　标本编号：×××

1. 胸水常规检验　颜色：淡黄色。透明度：浑浊。李凡他试验：阳性。有核细胞计数：$20.6 \times 10^9/L$，红细胞计数：$200 \times 10^6/L$。

2. 形态特征（图 3-101 和图 3-102）　涂片有核细胞量明显增多，以中性粒细胞为

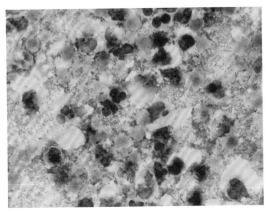

图 3-101 中性粒细胞和大量细菌

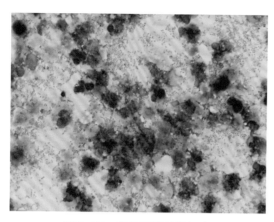

图 3-102 结构不清的脓细胞

主，可见大量球菌和杆菌，易见脓细胞、细胞碎片和嗜酸性坏死物，未见其他特殊异常细胞和多倍性染色体。分类：中性粒细胞96%，成熟淋巴细胞2%，巨噬细胞2%。

3.图文报告提示 涂片中性粒细胞明显增多，可见大量球菌和杆菌，考虑为化脓性积液，请结合临床。

4.病例分析 化脓性胸腹水常见于长期胸腹腔积液患者，以肝硬化患者引起的自发性腹膜炎最为常见，其次是脏器穿孔、脏器急性病变患者继发感染。积液细胞分类中，有核细胞明显增多，常 $> 1 \times 10^9/L$。一般中性粒细胞 $> 85\%$，混有少量间皮细胞、巨噬细胞。图像显示有脓细胞增多或脓性背景，可见较多结构不清的脓细胞、嗜酸性坏死物，甚至可见鳞状上皮细胞、胆红素结晶、真菌及阿米巴原虫等。化脓性积液病情非常危急，应及时报告临床，以免引起化脓性休克。

二、浆膜腔积液肿瘤细胞

姓名：×××　　　性别：男
年龄：65 岁
临床诊断：肺恶性肿瘤（复发可能）
科别：呼吸内科　　标本：心包积液
报告日期：×××　标本编号：×××

1.胸水常规检验 颜色：红色。透明度：浑浊。李凡他试验：阳性。有核细胞计数：$5.45 \times 10^9/L$，红细胞计数：$194 \times 10^9/L$。

2.形态特征（图 3-103 和图 3-104） 涂片有核细胞量多，尾部可见成堆或散在的大量异常细胞，该细胞大小不一，胞质丰富、着色偏蓝，胞核巨大、畸形，染色质疏松、着深紫红色，核仁明显，为 1～5 个，可见多倍性染色体。分类：成熟淋巴细胞20%，中性粒细胞55%，巨噬细胞10%，间皮细胞1%，异常细胞14%。

3.图文报告提示 涂片以中性粒细胞为主，尾部可见成堆或散在的大量异常细胞，考虑为转移性肿瘤细胞（腺癌）可能，请结合临床。

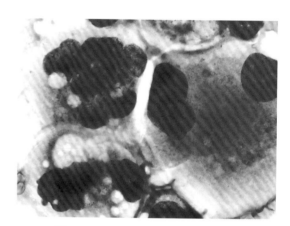

图 3-103 巨大核、畸形核和分泌泡

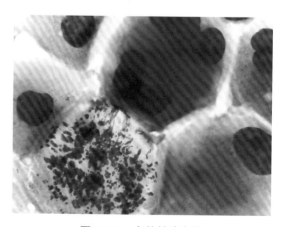

图 3-104 多倍性染色体

4. 病例分析　CT 显示右肺中叶切除术后改变，右肺门不规则占位，考虑肿瘤复发可能性大。

5. 病理诊断　右中叶黏膜活检提示支气管黏膜间质内灶性低分化（腺）癌浸润。心包积液常规涂片检查可见明显分泌泡，细胞呈腺腔样排列，巨大核、畸形核，符合腺癌细胞特征。

三、浆膜转移的淋巴瘤细胞

姓名：×××　　　　性别：男

年龄：48 岁

临床诊断：恶性淋巴瘤

科别：血液科　　　　标本：心包积液

报告日期：×××　标本编号：×××

1. 胸水常规检验　颜色：红色。透明度：浑浊。李凡他试验：弱阳性。有核细胞计数：$8.0 \times 10^9/L$，红细胞计数：$139 \times 10^9/L$。

2. 形态特征（图 3-105 和图 3-106）　涂片有核细胞量多，以成熟淋巴细胞为主，易见淋巴瘤细胞，该类细胞体积大小不一，胞质较丰富、着色偏蓝，核偏大、畸形，染色质疏松、着紫红色，核仁明显，未见多倍性染色体，中性粒细胞少量。分类：成熟淋巴细胞 50%，中性粒细胞 5%，异常细胞 45%。

3. 图文报告提示　涂片以成熟淋巴细胞为主，淋巴瘤细胞易见，考虑为恶性淋巴瘤转移可能，请结合淋巴细胞免疫标志分型。涂片可见较多新鲜红细胞，提示出血，请结合临床。

4. 病例分析　病理诊断：右侧颈部淋巴结淋巴组织增生性病变，考虑淋巴瘤，根据免疫组化染色结果，符合弥漫性大 B 细胞淋巴瘤，生发中心型（GCB）。病理脱落细胞液基涂片：心包积液找到大量形态一致的淋巴细胞，可疑恶性，待免疫酶标检测明确。心包积液常规涂片检查可见

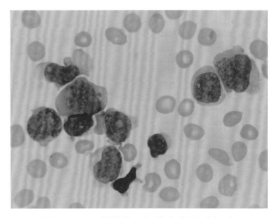

图 3-105　成熟淋巴细胞和淋巴瘤细胞

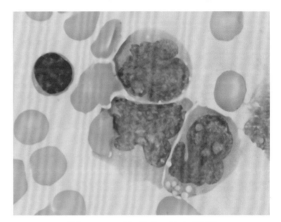

图 3-106　核畸形，核仁明显

形态典型的淋巴瘤细胞，考虑淋巴瘤细胞转移性积液。

四、结核性浆膜腔积液

姓名：×××　　　　性别：男

年龄：86 岁

临床诊断：慢性阻塞性肺疾病急性加重

科别：呼吸内科　　　　标本：胸水

报告日期：×××　标本编号：×××

1. 胸水常规检验　颜色：黄色。透明度：微浑。李凡他试验：阳性。有核细胞计数：$1.6 \times 10^9/L$，红细胞计数：$750 \times 10^6/L$。

2. 形态特征（图 3-107 和图 3-108）涂片有核细胞量多，以成熟淋巴细胞为主，积分 3 ～ 4 分，可见少量刺激淋巴细胞和

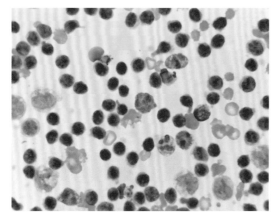

图 3-107　成熟淋巴细胞明显增多

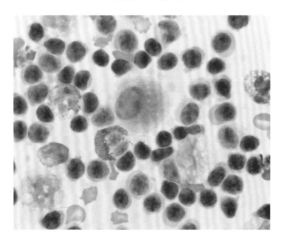

图 3-108　可见少量嗜酸性粒细胞、间皮细胞及巨噬细胞

较多的红细胞，偶见轻度核异质细胞，未见其他特殊异常细胞和多倍性染色体。分类：成熟淋巴细胞 85%，中性粒细胞 6%，巨噬细胞 5%，嗜酸性粒细胞 2%，间皮细胞 2%。

3. 辅助检查结果　右侧胸腔积液伴邻近肺组织膨胀不全。

4. 图文报告提示　涂片以成熟淋巴细胞为主，考虑为结核性积液，请结合临床。

5. 病例分析　结核性浆膜腔积液多见于中青年和老年人，积液一般为单侧，以渗出性为主，少见血性或乳糜性，临床上可伴有全身中毒性症状或继发肺、肠等脏器

结核。结核菌感染或结核菌素刺激时，浆膜周围淋巴组织出现迟发性变态反应，使大量淋巴细胞增殖并输入浆膜腔。有核细胞数量较多，细胞学检查可见以成熟淋巴细胞增生为主，一般比例为 80%～95%，淋巴细胞分布积分一般为 3～4 分。此外，可见少量浆细胞、中性粒细胞、巨噬细胞及间皮细胞，但各类细胞一般均不超过 5%，偶见轻度核异质细胞，间皮损伤时可伴有更多中度核异质细胞。

五、慢性非特异性炎症

姓名：×××　　性别：男

年龄：89 岁　　临床诊断：2 型糖尿病

科别：EICU　　标本：胸水

报告日期：×××　标本编号：×××

1. 胸水常规检验　颜色：淡黄色。透明度：微浑。李凡他试验：阳性。有核细胞计数：$160 \times 10^6/L$，红细胞计数：$4.0 \times 10^9/L$。

2. 形态特征（图 3-109 和图 3-110）　涂片有核细胞数量较多，以巨噬细胞为主，易见间皮细胞，未见特殊异常细胞和多倍性染色体。分类：巨噬细胞 65%，中性粒细胞 5%，淋巴细胞 15%，间皮细胞 15%。

3. 图文报告提示　涂片以巨噬细胞为主，考虑为慢性非特异性炎症，请结合临床。

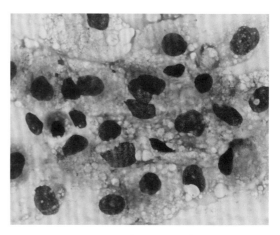

图 3-109　巨噬细胞和淋巴细胞混合存在

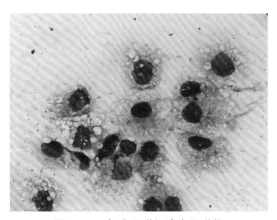

图 3-110　部分巨噬细胞有吞噬物

4.病例分析　慢性非特异性炎症是由心衰、肺炎、糖尿病、肾病、慢性肝病等多种原因引起的以巨噬细胞增生为主要特征的慢性炎症，共同的机制是长期浆膜腔积液及积液中脱落的死亡细胞碎片导致巨噬细胞及其他炎症细胞聚集和清除，也可由急性炎症转变而来。积液细胞学检查可见巨噬细胞、中性粒细胞、淋巴细胞及间皮细胞不同程度增多，巨噬细胞可明显增多，其他细胞比例一般不超过 50%，可见轻度核异质细胞。

（吴　茅）

第四章　阴道分泌物的显微镜检查

阴道分泌物俗称"白带"，由阴道、子宫内膜、卵巢等分泌。阴道分泌物中各种上皮细胞的来源见图4-1。

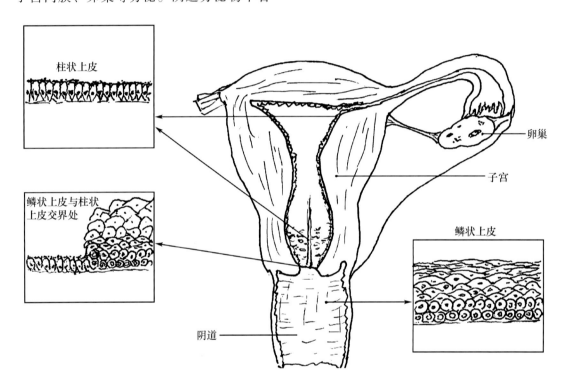

图 4-1　阴道分泌物中各种上皮细胞的来源

第一节　一般检查

一、清洁度检验（阴道清洁度）

将阴道分泌物用生理盐水涂片或涂片自然干燥后染色，用高倍镜检验，根据白细胞（脓细胞）、上皮细胞、杆菌、球菌的多少划分清洁度。Ⅰ度，白细胞1～5个/HPF（高倍视野）；上皮细胞（++++）；杆菌（++++）；球菌（-）（图4-2）。Ⅱ度，白细胞5～15个/HPF；上皮细胞（++）；杆菌（++）；球菌（-）（图4-3）。Ⅲ度，白细胞15～30个/HPF；上皮细胞（-）；杆菌（-）；球菌（++）（图4-4）。Ⅳ度，白细胞＞30个/HPF；上皮细胞（-）；杆菌（-）；球菌（++++）（图4-5）。

其中Ⅰ～Ⅱ度为正常，Ⅲ～Ⅳ度为异常，大多为阴道炎，同时常发现球菌、真菌、阴道毛滴虫等病原体。单纯清洁度增高常见于非特异性阴道炎。

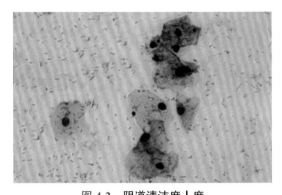

图 4-2 阴道清洁度 I 度

I 度为正常阴道分泌物，涂片中可见大量阴道杆菌和大量鳞状上皮细胞，白细胞较少，不见球菌

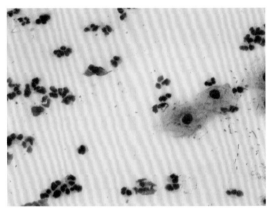

图 4-3 阴道清洁度 II 度

II 度为正常阴道分泌物，涂片中阴道杆菌及鳞状上皮细胞均较少，白细胞略增多（5～15 个 /HPF），不见球菌

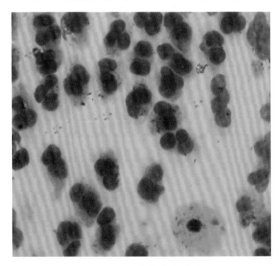

图 4-4 阴道清洁度 III 度

III 度为异常阴道分泌物，多见于阴道炎，涂片中上皮细胞及杆菌偶见（或消失）。白细胞增多（15～30 个 /HPF），菌群失调，出现球菌

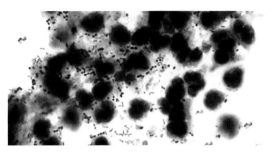

图 4-5 阴道清洁度 IV 度

IV 度为异常阴道分泌物，多见于阴道炎，涂片中上皮细胞及杆菌消失。出现大量球菌及大量白细胞（＞30 个 /HPF）

二、滴虫检验（阴道毛滴虫）

将阴道分泌物用生理盐水涂片，低倍镜寻找，高倍镜检验。阴道毛滴虫呈梨形，一般比白细胞大 2 倍，顶端有 4 根鞭毛，为运动器，25～42℃时该虫最为活跃。查见阴道毛滴虫为诊断滴虫性阴道炎的依据（图 4-6 和图 4-7）。

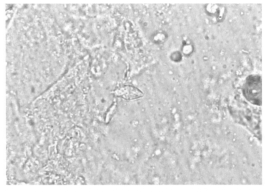

图 4-6 阴道毛滴虫 1

虫体为图中央偏左上方之梭形体（未染色）

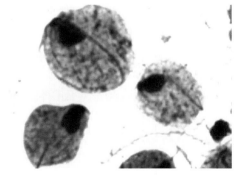

图 4-7 阴道毛滴虫 2

图中为阴道毛滴虫滋养体，鞭毛和核染色俱佳

三、真菌检验（白色念珠菌）

阴道分泌物中找到真菌为诊断真菌性阴道炎的依据。阴道中真菌多为白色假丝酵母菌。涂片中可见到卵圆形孢子，假菌丝与出芽细胞连接（图4-8和图4-9）。

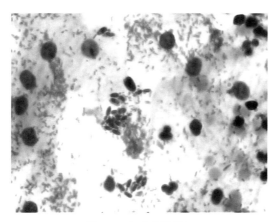

图4-8 白色念珠菌1

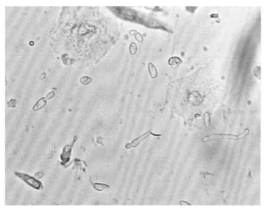

图4-9 白色念珠菌2

图中可见孢子和假菌丝（未染色）

四、淋菌性阴道炎

可在涂片中找到革兰氏阴性双球菌。此方法为诊断淋菌性阴道炎的手段之一，淋球菌呈肾形成对排列，凹面相对，革兰氏染色呈阴性。图片中可见大量细菌被白细胞吞噬（图4-10）。

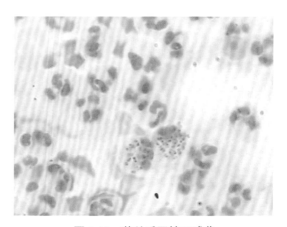

图4-10 革兰氏阴性双球菌

在淋菌性阴道炎时，阴道分泌物中可见大量革兰氏阴性双球菌被白细胞吞噬（细胞革兰氏阴性双球菌）

五、纤毛菌及细菌

有时在阴道分泌物涂片中可见到肠杆菌、链球菌、纤毛菌等，其中很多是细菌性阴道炎的病原体。其诊断主要依靠细菌培养。涂片直接查菌主要用于筛查（图4-11~图4-14）。

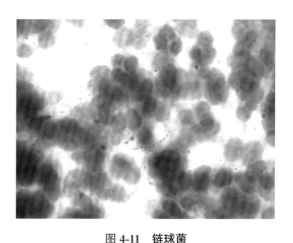

图4-11 链球菌

阴道涂片中可见少量链球菌，阴道杆菌消失。多见于菌群失调所致的细菌感染

巨噬细胞在阴道涂片中也很常见（图4-15），有时还可见到胆固醇结晶等（图4-16）。

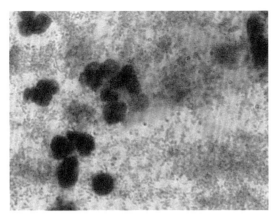

图 4-12 肠杆菌

阴道涂片中可见大量短小杆菌和白细胞

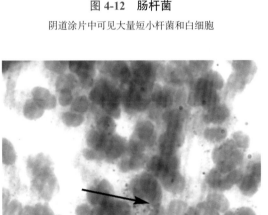

图 4-13 中性粒细胞吞噬细菌

图中央白细胞胞质中可见较多被吞噬的细菌

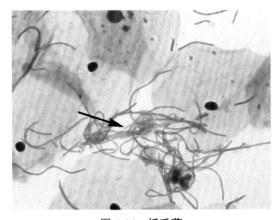

图 4-14 纤毛菌

阴道涂片中可见大量纤毛菌寄生

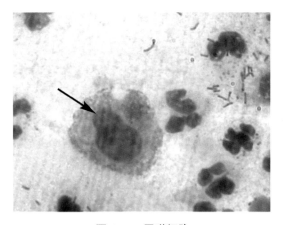

图 4-15 巨噬细胞

箭头所指的巨噬细胞质中可见被吞噬的红细胞

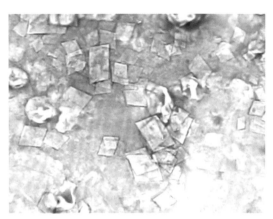

图 4-16 胆固醇结晶

第二节 阴道分泌物的细胞学检查

阴道细胞学检查是以生殖道黏膜脱落的细胞对疾病进行诊断及对女性生殖内分泌系统进行的检查。

一、阴道及子宫颈常见细胞

（一）复层鳞状上皮细胞

复层鳞状上皮细胞（stratified squamous epithelial cell）分三层，即表层、中层和基底层（图 4-17），来自子宫颈外口、阴道和外阴。

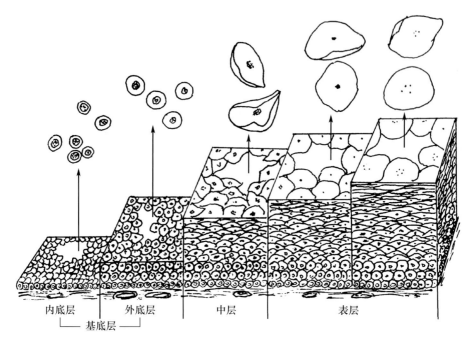

图 4-17　鳞状上皮细胞

1. 表层细胞（superficial cell）　细胞大而扁平，饺子皮样，有的边缘卷曲、有皱折。根据胞核及胞质的变化又分为角化前细胞及角化细胞两种。角化前细胞胞质嗜碱性，核稍大，核染色质呈颗粒状。角化细胞胞质较透明，胞质着色较浅，胞核小，核染色质致密或固缩，核周可有白晕。过度角化时胞核可消失（图 4-18 ~ 图 4-20）。

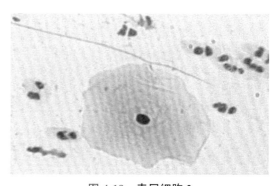

图 4-19　表层细胞 2

表层鳞状上皮角化细胞，胞体大、扁平，胞核小，染色质致密

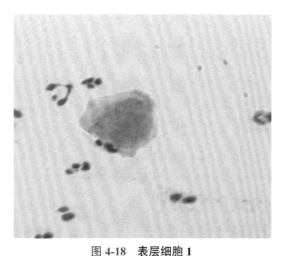

图 4-18　表层细胞 1

表层鳞状上皮过度角化细胞，呈橘黄色，无胞核，存在于皮肤表面，白带中极少见（巴氏染色）

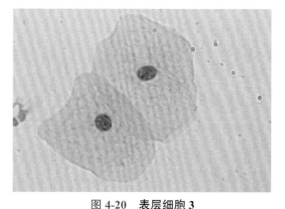

图 4-20　表层细胞 3

表层鳞状上皮角化前细胞，胞体大、扁平，胞核略大，染色质较疏松

2. 中层细胞（middle-level cell）　细胞形状多样，胞体较表层细胞略小，细胞呈多角形、船形、梭形。胞质丰富，嗜碱性，着色较表层细胞略深，可有空泡。胞核中等大，圆形或卵圆形，核染色质疏松，呈粗颗粒状（图 4-21 和图 4-22）。

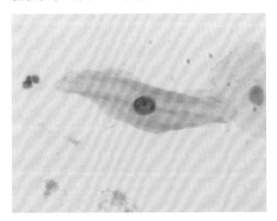

图 4-21　中层细胞

胞体较表层细胞略小，呈船形、多角形、梭形等。胞质淡蓝色、量丰富，胞核较大，核染色质疏松（巴氏染色）

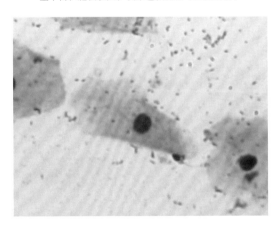

图 4-22　中层细胞（瑞氏染色）

3. 基底层细胞（basal layer cell）　相当于组织学的深棘层，根据细胞形状、大小及胞质幅缘又分为外底层细胞和内底层细胞两种。外底层细胞中等大小，胞核呈圆形或椭圆形，核染色质细致、疏松，核膜清楚。其胞质幅缘大于核直径，呈嗜碱性，染色较中层细胞深。内底层细胞小，呈圆形或椭圆形，核染色质呈较致密的颗粒状，可见小核仁。胞质幅缘略等于核直径，嗜碱性较强，染色较外底层略深。此层细胞一般不脱落，可见于老年性阴道炎、宫颈糜烂或阴道外伤等病变（图 4-23 ~ 图 4-26）。

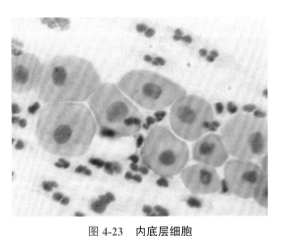

图 4-23　内底层细胞

胞体小，呈圆形，胞质呈淡蓝色，胞核较大，呈圆形，核染色质细致，有时可见小核仁

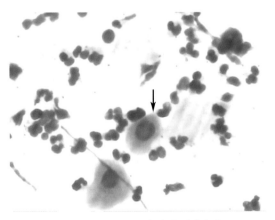

图 4-24　内底层细胞（瑞氏染色）

（二）柱状上皮细胞

柱状上皮细胞（columnar epithelial cell）来自子宫颈和子宫体的内膜，可分为分泌型柱状上皮细胞和纤毛型柱状上皮细胞（图 4-27）。

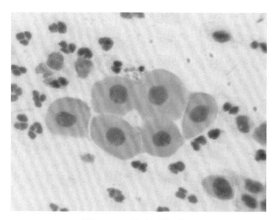

图 4-25　外底层细胞 1

胞体较内底层细胞略大，颜色略浅，胞核呈圆形，略小（小于细胞直径的 1/3，巴氏染色）

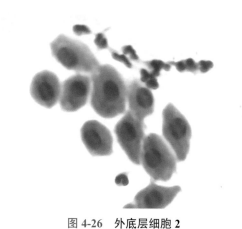

图 4-26　外底层细胞 2

胞质染成淡紫色，胞核呈圆形或椭圆形、深紫色（瑞氏染色）

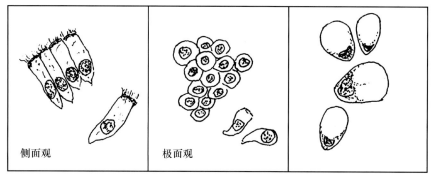

侧面观　极面观

纤毛型柱状上皮细胞　分泌型柱状上皮细胞

图 4-27　柱状上皮细胞分型

1. 分泌型柱状上皮细胞　又称黏液细胞，呈高柱状或杯状。常成群出现，极面观似蜂窝状。胞核呈圆形或偏圆形，位于细胞底部，核染色质呈疏松颗粒状，可见核仁（图 4-28 和图 4-29）。

2. 纤毛型柱状上皮细胞　多呈低柱状，其细胞群从侧面观似栅状、极面观似蜂窝状排列，顶端有时可见纤毛。胞质呈灰蓝色。胞核呈圆形或椭圆形，核染色质呈颗粒状，有时可见核仁。育龄妇女纤毛型柱状上皮细胞较少，绝经后比较多见（图 4-30 ~ 图 4-32）。

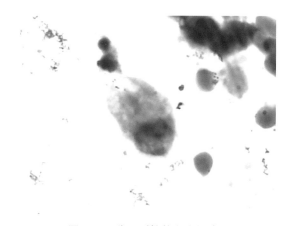

图 4-28　分泌型柱状上皮细胞 1

胞体呈杯状，胞核位于细胞底部，核染色质较疏松，胞质呈灰蓝色

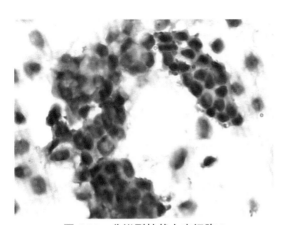

图 4-29　分泌型柱状上皮细胞 2

图中为分泌型柱状上皮细胞群，极面观似蜂窝状

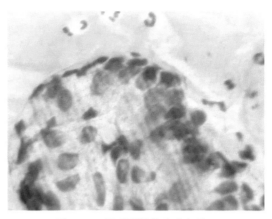

图 4-32　纤毛型柱状上皮细胞 3

纤毛型柱状上皮细胞群侧面观。胞核多在细胞团外围部分（细胞之一端），胞质因染色较淡，细胞之间界限不清

二、核异质细胞

　　部分慢性宫颈炎患者涂片中可见到核异质细胞（dyskaryotic cell）。该类细胞为一种不典型增生的细胞，介于良、恶性细胞之间。出现核异质细胞时应仔细寻找有无癌细胞。鳞状上皮细胞及柱状上皮细胞均可出现核异质现象。核异质细胞可保持原来细胞的形态。胞体大小不一，多增大。胞核增大，核形不规则，核染色质增多而深染（图 4-33 ~ 图 4-35）。

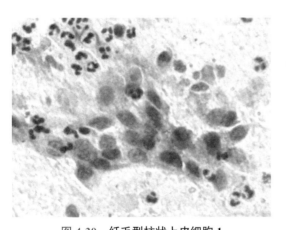

图 4-30　纤毛型柱状上皮细胞 1

细胞多呈低柱状，有时顶端可见纤毛，图中细胞纤毛已经脱落。胞质呈灰蓝色，胞核呈圆形，核染色质呈颗粒样

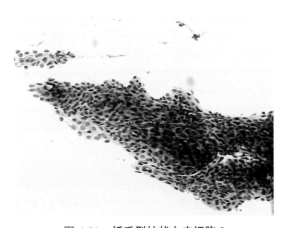

图 4-31　纤毛型柱状上皮细胞 2

可见大量柱状上皮细胞成片脱落（低倍镜）

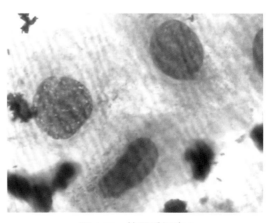

图 4-33　核异质细胞 1

图中为轻度核异质细胞，胞体、胞核增大，胞核呈圆形或长圆形，核染色质呈颗粒状、略粗（瑞氏染色）

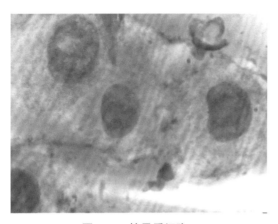

图 4-34　核异质细胞 2

图中为中度核异质细胞，胞体增大，胞核大小不一、轻度异型，核染色质增粗（瑞氏染色）

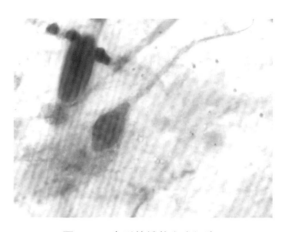

图 4-36　变形的鳞状上皮细胞 1

图中为蝌蚪形鳞状上皮细胞

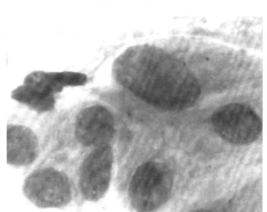

图 4-35　核异质细胞 3

图中为重度核异质细胞，胞体增大，大小不均显著，胞核大小不均，核染色质增粗，有的可见核仁

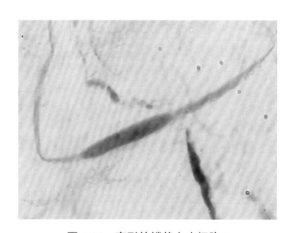

图 4-37　变形的鳞状上皮细胞 2

图中为纤维形鳞状上皮细胞，细胞细长，胞核位于中部、细长形，胞质在细胞两端，呈灰蓝色纤维样

三、炎症性变化时所见的细胞

慢性炎症与癌的关系尚缺乏明确、统一的认识，然而可以肯定的是大部分为良性病变，在个别病变发展中可能出现上皮的非典型性，其中极少可演变为恶性。

1. 变形的鳞状上皮细胞（deformed squamous epithelial cell）　多来自鳞状上皮的深层，可呈蜘蛛形、蝌蚪形、三角形、星形、梭形等。胞核大小不一，多有增大，核染色质较丰富，呈颗粒状，可有核固缩和核碎裂。该类细胞多见于宫颈糜烂（图 4-36 ~ 图 4-39）。

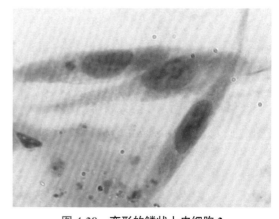

图 4-38　变形的鳞状上皮细胞 3

图中为梭形鳞状上皮细胞，胞核呈长圆形，核染色质细致，有的可见核仁（瑞氏染色）

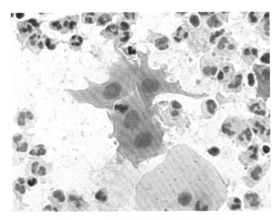

图 4-39　变形的鳞状上皮细胞 4

图中为蜘蛛形鳞状上皮细胞，细胞形态不规则，胞质边缘有
多个尖而长似蜘蛛的突起。活动型宫颈糜烂可见此类细胞
（巴氏染色）

2. **退化变性细胞**（degenerating cell）　细胞肿胀，胞质内有液化空泡。胞核可被挤压变形，呈肾形、月牙形或不规则形。胞核着色模糊，核染色质不清晰。涂片中背景细胞多为中性粒细胞、吞噬细胞及淋巴细胞等（图 4-40 和图 4-41）。

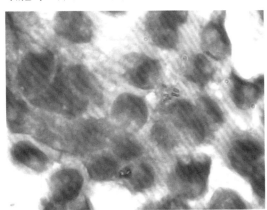

图 4-40　退化变性的柱状上皮细胞

多数细胞肿胀，胞膜消失，胞核肿胀、溶解变性（瑞氏染色）

3. **假角化细胞**　底层鳞状上皮细胞，胞质出现假角化，呈嗜酸性改变，常见于老年性阴道炎（图 4-42）。

4. **核周空晕细胞**（perinuclear halo cell）见于中、表层鳞状上皮细胞，核周具有大空泡，是宫颈湿疣的特异细胞（图 4-43 和

图 4-44）。

5. **疱疹病毒感染**　此时，可见多核巨细胞胞质内紫红色核包涵体（图 4-45）。

6. **线索细胞**（clue cell）　是诊断加德纳菌性阴道炎的重要指标。鳞状上皮细胞内充满短小杆菌，胞膜边缘不清（图 4-46）。

7. **鳞状化生细胞团**（squamous metaplasia cell mass）　为来自子宫颈管柱状上皮细胞化生的鳞状上皮细胞。该类细胞可发展为非角化型鳞状细胞癌（图 4-47）。

8. **子宫颈疣状病变**（cervical verrucous lesion）　子宫颈湿疣具有传染性，性生活是传染的主要途径。核周空晕细胞是子宫颈湿疣的特异性细胞，也可见角化不良细胞及湿疣外底层细胞（图 4-48）。

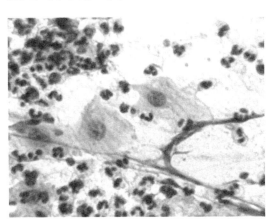

图 4-41　退化变性的鳞状上皮细胞

胞体肿胀，胞质浑浊，胞核肿胀，核染色质肿胀，呈粗颗粒样（巴氏染色）

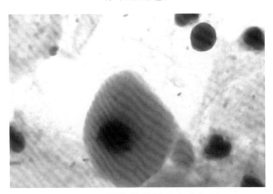

图 4-42　假角化的鳞状上皮细胞

图中底层鳞状上皮细胞胞质呈粉红色，胞核固缩，呈墨滴样

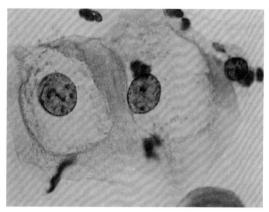

图 4-43　核周空晕细胞 1

图中鳞状上皮细胞核周空晕明显，其胞质边缘清楚（挖空细胞化）（巴氏染色，×800；引自：马正中，阚秀，刘树范．2000.诊断细胞病理学）

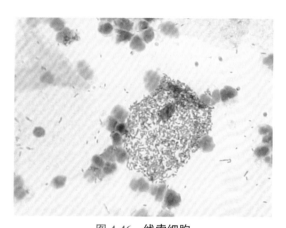

图 4-46　线索细胞

图中鳞状上皮细胞质内充满加德纳菌

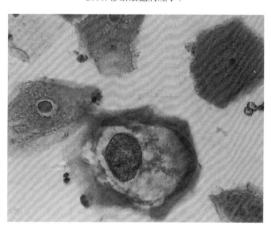

图 4-44　核周空晕细胞 2

子宫颈鳞状上皮中层细胞核周空晕，挖空细胞异型（巴氏染色，×1000；引自：马正中，阚秀，刘树范．2000.诊断细胞病理学）

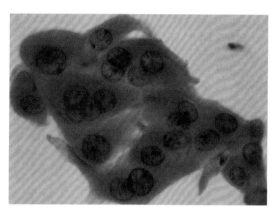

图 4-47　鳞状化生细胞团

图中鳞状上皮细胞呈棱角形或多角形、单层片状排列，轻度核增大，染色质轻度增多（巴氏染色，×800；引自：马正中，阚秀，刘树范．2000.诊断细胞病理学）

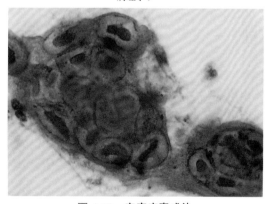

图 4-45　疱疹病毒感染

多核巨细胞胞质内紫红色核包涵体形成及周围呈磨玻璃样，核膜清楚（巴氏染色，×1000；引自：马正中，阚秀，刘树范．2000.诊断细胞病理学）

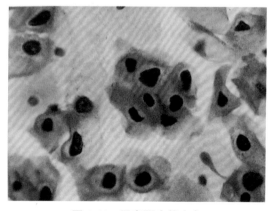

图 4-48　子宫颈疣状病变

图中表、中层鳞状细胞核周有空晕，胞核轻度异型，挖空细胞异型较明显（巴氏染色，×400；引自：马正中，阚秀，刘树范．2000.诊断细胞病理学）

四、子宫颈癌

子宫颈癌（uterine cervical carcinoma）按癌细胞来源可分为鳞状上皮癌及腺癌（图4-49）。

1. 鳞状上皮癌　好发于子宫颈鳞状与柱状上皮交界处，可分为未分化癌与已分化癌两种。

（1）未分化癌：细胞成群存在，排列不紧密，胞体小，细胞界限不清，胞质较少，胞核大小、形态不一（图4-50）。

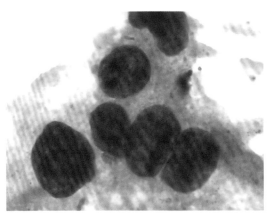

图 4-50　未分化鳞状细胞癌

胞体界限不清，呈融合状，胞核增大、深染、大小不一，核染色质增粗

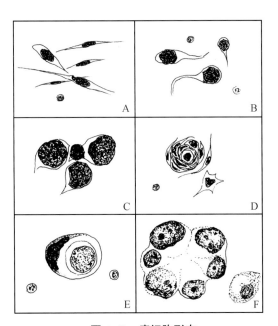

图 4-49　癌细胞形态

A. 纤维状癌细胞；B. 蝌蚪状癌细胞；C. 圆形癌细胞；
D. 癌细胞珠；E. 雀眼形癌细胞；F. 癌细胞腺样排列

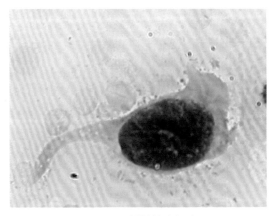

图 4-51　蝌蚪状癌细胞

癌细胞形似蝌蚪，胞核大而深染，形态不规则

（2）已分化癌

1）蝌蚪状癌细胞：形似蝌蚪，胞核大而深染，形态不规则，可为单核或双核（图4-51）。

2）纤维状癌细胞：胞体细长，呈纤维状或长梭状。胞核位于细胞中部，大而深染，形态不规则（图4-52）。

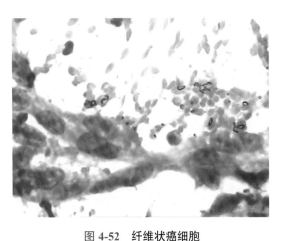

图 4-52　纤维状癌细胞

胞体似纤维状，胞核大小不一，核染色质增粗，核仁增大（高倍镜）

3）圆形癌细胞：细胞呈圆形或椭圆形，胞核大、深染，核染色质增多，分布不均，核质比例失常（图4-53）。

4）癌细胞珠：中央一个癌细胞，外围多个梭形细胞，呈团状球。

2.腺癌　腺癌细胞来自子宫颈或子宫内膜。可根据分化程度分为高、中、低分化腺癌。

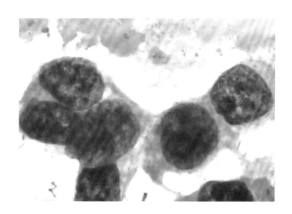

图4-53　圆形癌细胞

胞体、胞核增大，大小不一，核染色质增粗，胞质较少，呈灰蓝色

高分化腺癌：细胞边界明显，胞质较丰富，因胞质中含囊状大空泡而将胞核推向一侧，使胞膜凸出。胞核大小差别显著，为白细胞的3～8倍，核染色质增多，核仁明显（图4-54）。

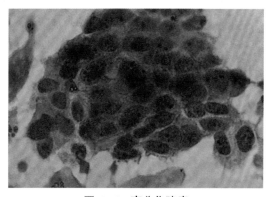

图4-54　高分化腺癌

癌细胞拥挤，成群出现（巴氏染色，×400；引自：马正中，阚秀，刘树范.2000.诊断细胞病理学）

低分化腺癌：胞体较小，边界不清，胞质少，胞质内空泡不明显，多密集、成团出现，互相重叠。胞核大小、形态较一致，深染，具有一般恶性细胞的特征（图4-55）。

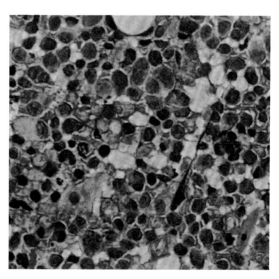

图4-55　低分化腺癌

癌细胞散在，分裂象常见（巴氏染色，×400；引自：马正中，阚秀，刘树范.2000.诊断细胞病理学）

五、子宫内膜癌

子宫内膜癌（endometrial carcinoma）的发病率远低于子宫颈癌，阴道细胞学检出率很低，发病年龄较大，多在绝经后发生。细胞学表现为腺癌特征，按癌细胞分化程度分为高分化、中分化和低分化腺癌。

1.高分化腺癌细胞　胞体及胞核多为圆形或椭圆形，成片出现，或呈腺样排列，核仁明显。胞质丰富，嗜碱性，界限清晰（图4-56和图4-57）。

2.低分化腺癌细胞　癌细胞成团分布，界限不清。胞质较少，强嗜碱性。胞核呈圆形或椭圆形，排列紊乱，互相重叠。核染色质呈网状，分布不均，有核仁，可较大（图4-58）。

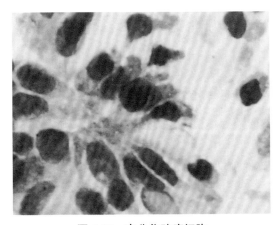

图 4-56　高分化腺癌细胞

子宫内膜高分化腺癌细胞群（引自：马正中，阚秀，刘树范．2000.诊断细胞病理学）

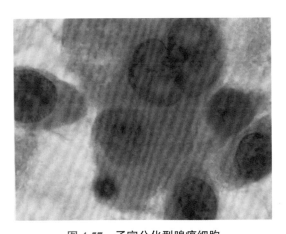

图 4-57　子宫分化型腺癌细胞

癌细胞呈腺腔样排列，胞质丰富（HE 染色，×1000；引自：马正中，阚秀，刘树范．2000.诊断细胞病理学）

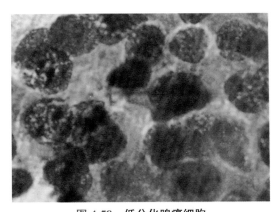

图 4-58　低分化腺癌细胞

子宫内膜低分化腺癌（引自：马正中，阚秀，刘树范．2000.诊断细胞病理学）

第三节　阴道上皮细胞与卵巢功能

　　阴道上皮细胞受卵巢激素调节，卵巢分泌的雌激素可使阴道上皮细胞增生、增厚、表层角化、分泌糖原，所以可以通过阴道细胞的变化检测卵巢功能。因卵巢激素随年龄、月经周期变化，故用细胞学方法检测卵巢激素水平应定期、连续动态观察。用阴道细胞学方法检查卵巢功能应结合病史、月经周期、用药情况等，并据此做综合分析。

一、雌激素水平的估计

　　1. 雌激素水平极度低落　阴道上皮萎缩、变薄，涂片中均为底层鳞状上皮细胞，此情况见于老年人（图 4-59）。

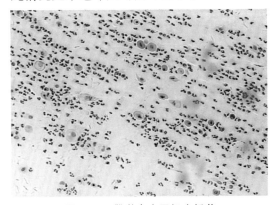

图 4-59　雌激素水平极度低落

图中所见几乎全为内底层鳞状上皮细胞，部分细胞胞质呈橘黄色（巴氏染色，低倍镜）

　　2. 雌激素水平高度低落　阴道上皮轻度萎缩，涂片中的细胞来自鳞状上皮的外底层，偶尔来自中层或表层鳞状上皮。此情况可见于长期卵巢功能缺陷、绝经期或年轻闭经者（图 4-60）。

　　3. 雌激素水平中度低落　脱落细胞多为中层细胞，夹杂少量外底层及胞体较小的角化前表层鳞状上皮细胞。此情况可见于有轻度更年期症状的患者，年龄较大而未绝经者及有闭经或卵巢功能缺陷的年轻人（图4-61）。

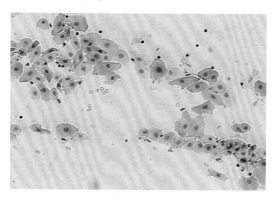

图4-60　雌激素水平高度低落
图中可见较多鳞状上皮的外底层细胞，偶见中层及表层鳞状上皮细胞

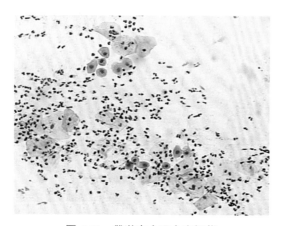

图4-61　雌激素水平中度低落
图中多为中层鳞状上皮细胞，可见部分外底层及角化前表层鳞状上皮细胞

治疗的患者（图4-63）。

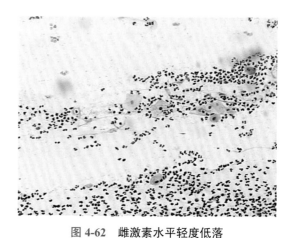

图4-62　雌激素水平轻度低落
图中多为角化前表层鳞状上皮细胞，夹有中层及极少量外底层鳞状上皮细胞

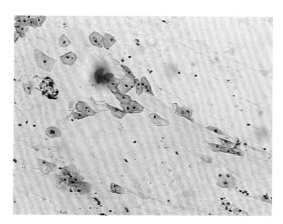

图4-63　雌激素水平轻度影响
图中多为角化前鳞状上皮细胞，偶见少数角化细胞，含少量白细胞及黏液

4. 雌激素水平轻度低落　脱落细胞多属表层鳞状上皮角化前细胞，胞核略大，呈网状，胞质嗜碱性。夹有中层或极少量外底层鳞状上皮细胞。此情况表示雌激素水平仅能维持阴道上皮细胞的正常厚度，但比行经后的雌激素水平要低（图4-62）。

5. 雌激素水平轻度影响　涂片中多为角化前鳞状上皮细胞，偶见少数角化细胞，含有少量白细胞及黏液。此情况见于行经后、排卵前、绝经前期及接受少量雌激素

6. 雌激素水平中度影响　涂片中大多数为角化前鳞状上皮细胞，但角化细胞的比例逐渐增加，约占35%。此情况见于卵泡发育成熟、排卵前及接受中等量雌激素治疗的患者（图4-64）。

7. 雌激素水平高度影响　涂片中一多半为角化细胞，细胞平铺、稀疏排列，背景干净，白细胞极少。此情况见于排卵及接受大量雌激素治疗的患者（图4-65）。

8. 雌激素水平过高　>90%的细胞为

角化细胞或持续出现 60% ~ 70% 或以上的角化细胞。此情况见于正常排卵期、子宫肌瘤、子宫内膜增生、子宫内膜癌、卵巢颗粒细胞瘤及卵泡膜瘤等（图 4-66）。

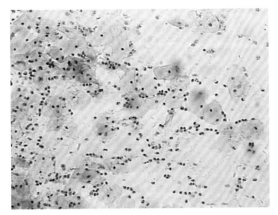

图 4-64　雌激素水平中度影响

图中以角化前鳞状上皮细胞为主，角化细胞比例逐渐增多，约占 35%

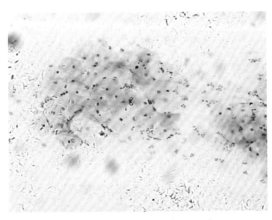

图 4-65　雌激素水平高度影响

图中多为稀疏排列、平铺的角化细胞（> 50%），背景干净，白细胞很少

图 4-66　雌激素水平过高

图中绝大多数为角化的鳞状上皮细胞

二、正常月经周期中阴道细胞改变

正常月经周期中细胞形态随卵巢分泌的雌激素水平起落而改变。

1. 行经期　涂片中可见大量红细胞、血红蛋白、黏液，以及陈旧、暗浊的阴道上皮细胞。月经第 2 天可有子宫内膜细胞。

2. 行经后期　涂片中可见红细胞、白细胞及细菌。背景较混浊，上皮细胞由分散变为聚集，细胞边缘卷曲、皱折。基本看不到底层上皮细胞。

3. 黄体期　上皮细胞暂时不角化，涂片内细胞变得更加卷曲、皱折。

4. 行经前期　嗜碱性粒细胞占大多数，显得十分陈旧，聚集成群，细胞边界不清，出现裸核，阴道杆菌增多。

（郑　磊　孙德华　亓　涛　周　茜
罗宇虹　黄志鹏　陈子清）

第五章　精液的显微镜检查

精子发生的部位见图 5-1。

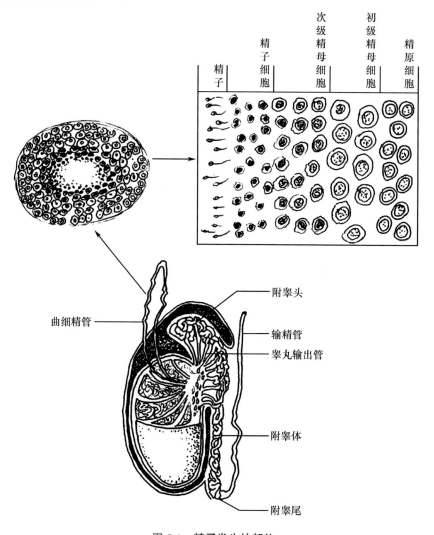

图 5-1　精子发生的部位

正常精液是男性生殖道精囊、前列腺和睾丸、附睾、输精管分泌的混合物。精液中存在精子和（或）生精细胞，若精液中找不到精子及生精细胞等有形成分，即为生精细胞存在异常，临床上表现为无精子症。无精子症包括两类：一类为睾丸曲细精管的基膜发生障碍，在精原细胞发育阶段就发生障碍，此为原发性睾丸生精障碍；另一类为输精管道阻塞，即睾丸的精子发生正常，但不能排出体外。精液检查是男性计划生育和男性不育症等诊治过程中不可缺少的内容。为了更好、更快地为临床诊断提供有价值的资料，最重要的是准确而熟练地掌握镜下精液细胞的形态特征。

第一节 精液标本的采集制备操作规程及质量保证

一、精液涂片的制备

1. 正常精液标本涂片方法

（1）无屑纸巾擦拭磨砂玻片的正反两面作为载玻片。

（2）载玻片磨砂面放于右侧，用 HB 铅笔做好标记。

（3）精液液滴大小取决于精子浓度，取 5 ~ 10µl 滴在载玻片的一端。采用拉薄技术，选用侧边光滑的玻片作为推片，呈 45°（推度）在载玻片的表面压着液滴向前推片。

（4）空气干燥玻片，待染色。

2. 低浓度精液标本涂片前处理方法

（1）当精子浓度很低（$<2 \times 10^6$/ml）时，需要浓缩精液标本。

（2）一次射出的精液完整收集于 15ml 离心管内，600g 离心 10 分钟。

（3）将上清液吸到另外一支离心管内备用，剩余 20 ~ 40µl 精浆。

（4）用吸管轻轻混匀管底的精子沉淀。

（5）尽可能获得最高浓度的精子，但也不要超过 50×10^6/ml，可用备用精浆调整浓度。

（6）可按上述正常精液标本涂片方法处理浓缩精液标本。

3. 黏稠精液标本涂片前处理方法 精液的黏稠度高会造成涂片的精液膜厚度不

均匀，显微镜下观察可见精子在头部堆聚。此类标本可用机械混匀或菠萝蛋白酶消化处理；而精液标本进行洗涤可以减少杂质造成的背景干扰。如使用菠萝蛋白酶法和洗涤法处理则必须在报告中记录。

（1）机械混匀法：精液反复缓慢地用注射器上的 18 号钝性针头（内径 0.84mm）或 19 号针头（内径 0.69mm）吹吸，可使精液的非均匀状态有所改善。

（2）菠萝蛋白酶法：用磷酸盐缓冲液制备 10IU/ml 的菠萝蛋白酶液，把上述液体与等体积的精液进行稀释，用移液管吸头的尖部搅拌，37℃孵育 10 分钟。在进一步分析之前充分混匀精液。

（3）洗涤法

1）在室温下，取精液 0.2 ~ 0.5ml（取决于精子浓度）放入 15ml 离心管内，加 10ml 生理盐水。

2）800g 离心 10 分钟。

3）去除大部分上清，剩余 20 ~ 40µl，轻轻混匀沉淀。

4）离心管内吸取 5 ~ 10µl 精液悬液，滴在载玻片上进行涂片。

5）在光学相差显微镜高倍镜（400×）下快速检查，以确保涂层已均匀扩散开。

6）确定每个高倍视野下至少 40 个精子，且互不重叠。

7）空气干燥，待染色。

二、精子染色方法

世界卫生组织推荐使用巴氏染色、Diff-Quick 染色。在光学显微镜下，通过这两种方法染色的精子在顶体区域为淡蓝色，在顶体后区为深蓝色，中段为偏红色，主段为蓝色或淡红色。胞质残余体通常位于头部后面，且包绕中段，巴氏染色后通常为粉红色或者红色。吖啶橙染色法也可用于检测精子受精能力，精子核占其头部的 65%，由结合蛋白质的 DNA 构成，荧光染料吖啶橙与双链 DNA 结合后会发生绿色荧光,与单链 DNA 结合后出现红色或黄色荧光,有双链 DNA 的精子才有受精能力。本章中配套图片未作特别说明者均采用巴氏染色法进行染色。

1. 改良巴氏染色法

(1)试剂:巴氏染液,可以通过商业采购或实验室自行配制。

(2)染色步骤:图 5-2。

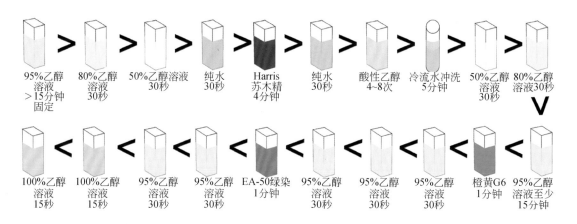

95%乙醇溶液 >15分钟固定　>　80%乙醇溶液30秒　>　50%乙醇溶液30秒　>　纯水30秒　>　Harris苏木精4分钟　>　纯水30秒　>　酸性乙醇4~8次　>　冷流水冲洗5分钟　>　50%乙醇溶液30秒　>　80%乙醇溶液30秒

100%乙醇溶液15秒　<　100%乙醇溶液15秒　<　95%乙醇溶液30秒　<　95%乙醇溶液30秒　<　EA-50绿染1分钟　<　95%乙醇溶液30秒　<　95%乙醇溶液30秒　<　95%乙醇溶液30秒　<　橙黄G6 1分钟　<　95%乙醇溶液至少15分钟

图 5-2　改良巴氏染色法操作步骤

2. Diff-Quick 快速染色法

(1)试剂:Diff-Quick 快速染色试剂。包括 3 种试剂:固定液(溶解于甲醇的三芳基甲烷染料)、染色液 1(嗜酸性氧杂蒽)、染色液 2(嗜碱性硫氮杂苯)。

(2)固定空气干燥的精液涂片:将涂片浸入三芳基甲烷固定液中 15 秒或 95% 甲醇溶液 1 小时。将玻片垂直放在吸水纸上沥干。

(3)将固定后的精液涂片染色:见图 5-3。

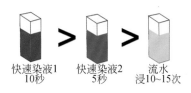

快速染液1 10秒　>　快速染液2 5秒　>　流水浸10~15次

图 5-3　Diff-Quick 快速染色操作步骤

每一步都需将玻片垂直放在吸水纸上沥干多余的染色液

3. 吖啶橙染色法

(1)试剂:吖啶橙 0.1g,加蒸馏水至 100ml;枸橼酸 1.91g,加蒸馏水至 100ml;$Na_2HPO_4 \cdot 12H_2O$ 10.74g,加蒸馏水至 100ml,储存于 4℃备用。临用前按吖啶橙液 1.0ml、枸橼酸液 40ml、$Na_2HPO_4 \cdot 12H_2O$ 液 0.25ml 比例配制。

(2)染色步骤

1)精液用等渗盐水洗 3 次,弃上清。

2)调整精子浓度为 $2 \times 10^6/ml$ ~ $5 \times 10^6/ml$,涂片自然干燥。

3)甲醇固定 10 分钟。

4)用新配制的吖啶橙液染色 5 ~ 10 分钟,水洗晒干。

5)用荧光显微镜高倍镜观察。计数 200 个精子,标出有受精能力精子的百分率(图 5-4)。

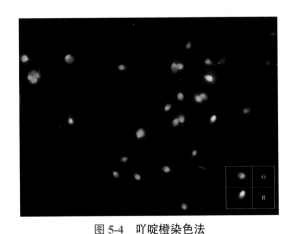

图 5-4 吖啶橙染色法

G. 有受精能力的精子双链 DNA 呈绿色；R. 无受精能力的精子呈红色或黄色（400×）

三、精液涂片质量控制

1. 精液涂片制备的质量控制

（1）保证精液涂片推制均匀。

1）涂片前应充分混匀精液，并立即从中取出数等份液滴；多张玻片同时推制时，应保证精子充分混悬在精液中。

2）精液滴于玻片后应立即涂片，因放置数秒后液滴内精子会下沉，且数分钟后液滴边缘水分开始蒸发，将无法推制精子分布均匀的涂片。

（2）精液液化时间超过 30 分钟，精浆充分液化，可减少涂片的背景染色。一般液化不完全的精液涂片，背景色会染成淡红色。

（3）精液洗涤后可能会对精子形态造成影响，需要记录洗涤过程。

（4）根据不同情况采用不同的方式进行涂片，如果玻片上精子重叠，可减少取样量再推片。如果玻片上精子过于稀少，可增加取样量再推片。

（5）涂片至少空气干燥 4 小时，在固定和染色前可以保存最多 1 周。

2. 精液涂片染色的质量控制

（1）精液涂片染色对精子形态的影响。

1）巴氏染色精子大小的改变：干燥、固定和染色可以使精子比精液中活精子小。

2）染色使不成熟精子头部变大，尽管保留大量残留胞质，但是对渗透压敏感的胞质小体会消失。

3）巴氏染色乙醇固定能使细胞脱水，所以玻片从 95% 乙醇固定液中取出后直接浸入 80% 乙醇溶液中只需要 10 秒，而在空气中干燥后再浸入 50% 乙醇溶液就需要更长的时间（2～3 分钟）。

4）巴氏染色应在脱色液中反复浸入 4 次进行脱色，为获得满意效果，可增加脱色液中浸入次数。这点非常重要，因为脱色持续时间直接影响染色质量。如果省略这一步，精子和背景会变暗；而增加浸入次数，则会使精子和背景变淡。

（2）为防止染色出现问题或者玻片损坏，新鲜精液应制备 2 张或更多的涂片；且由于涂片间的变异度可能非常显著，最好对每张涂片都进行重复读片。

（3）染色玻片可以被永久封片保存，以备将来用于内部质控，其可以在避光条件下保存数月或者数年。

（4）使用香柏油后（位于镜头和玻片之间）的折射系数（RI）与细胞的折射系数（大致为 1.5）相近时，显微镜下可以得到很好的图像。封片液的折射系数也是相似的（1.50～1.52）。

3. 精液涂片形态评估的质量控制

（1）使用空气干燥的精液涂片、固定后的精液涂片对形态学染色进行室内质控，使用经固定和染色的精液涂片对形态学分析进行室内质控或室间质控。

（2）可对若干不同精液样本制备多张涂片，作为实验室中形态学分级的依据。

（3）可用数码显微镜拍摄数张精子形态高清照片，保证所有照片中精子总数达到 400 条。

（4）用对同一样本的重复涂片进行评估可对内部技术人员进行精确性判断。

1）重复评估的偏差要在一定范围内。

2）当把精子分成两类（形态正常和不正常）时，其百分率符合二项式分布。

3）保证重复百分率达到可接受差异（基于95%可信区间的整数近似值）。

（5）精液样本制备精子形态质控样本的方法有两种。

1）选择精子正常形态低于5%的精液用作质控样本的制备。

2）选择精子正常形态好、中、差三类精液制备质控样本。好、中、差三类精子正常形态选择方法可按实验室内半年或一年内的所有精液样本95%、50%、5%百分位数中正常形态值作为分类标准。

（6）质控片可以重复使用，一旦损坏即补充新质控片。最好是用一系列的涂片，以消除技术人员因对质控片过于熟悉导致结果偏向一致的可能性。

（7）质控玻片可用于对同一实验室的不同技术人员的分析结果进行比较，或是对不同实验室间的分析结果进行比较。

（8）分析过程中出现的任何大的波动均应归因于操作过程（即形态学分析操作）中的问题，而不应归因于玻片制备中精液混匀的问题。

（9）新旧两组质控涂片过渡期间可交替使用。

第二节　精液中的常见细胞

在精液的有形成分中除精子外，还有生精细胞及病理情况下的其他特殊细胞。精液细胞是生殖管道内脱落的细胞，形态多种多样，只有熟悉各类细胞的特点和变异，才能做出正确判断。

一、精子的形态

精子是高度特化和浓缩的已不能生长和分裂的细胞。一个正常精子由含亲代遗传物质的头和提供运动工具的尾组成。精子有一个大的核，但缺乏大多数体细胞所特有的大量的细胞质。当影响精子形成的基因发生突变时，可生成畸形精子。精子形态分类如图5-5。

（一）正常形态精子

正常形态精子头部边缘光滑、轮廓规则，大体上呈椭圆形。头部长 3.7 ~ 4.7μm、宽 2.5 ~ 3.2μm，长宽比 1.3 ~ 1.8，面积 7.26 ~ 11.8μm²，顶体区可清晰分辨，占头部的 40% ~ 70%。顶体区没有大空泡，并且不超过 2 个小空泡，空泡大小不超过头部的 20%。顶体后区不含任何空泡。中段细长、规则，大约与头部长度相等，中段长 3.3 ~ 4.0μm、宽 0.5 ~ 0.7μm。中段主轴应与头部长轴成一直线。残留胞质超过精子头大小的 1/3 时被认为过量残留胞质。主段比中段细、均一，其长约45μm（约为头部长度的 10 倍），应没有显示鞭毛折断的锐利折角，可以自身卷曲成环状（图 5-6 ~ 图 5-8）。

（二）特殊的异常形态精子

1. 长头精子

（1）锥形长头精子：头部明显增长，可达 6 ~ 8μm。精子头长度增加而宽度仍正常，轮廓规则，头基部及顶体端呈圆形（图5-9）。

（2）葫芦形长头精子：精子头部长，赤道部变窄，头部增宽，整个精子头部呈葫芦形（图 5-10）。

2. 锥形头精子

（1）锥形头精子：精子头部拉长，主要在精子头基部变长、变细，呈圆锥形（图5-11）。

（2）纤细形锥形头精子：精子头部增

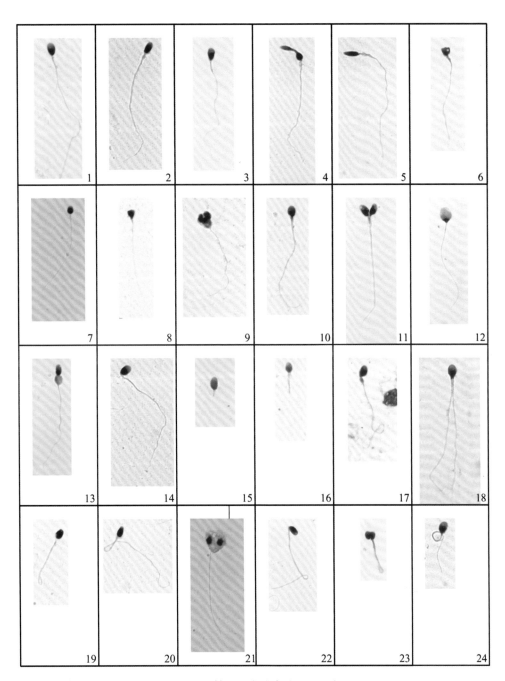

图 5-5 精子形态分类（×1000）

1.正常精子；2.锥形长头精子；3.锥形头精子；4.葫芦形长头精子；5.纤细形锥形头精子；6.无顶体精子；7.圆头形精子；8.不定形小头精子；9.多核巨大头精子；10.不规则形精子；11.双头畸形精子；12.肿胀形精子；13.残余胞质精子；14.弯曲畸形精子；15.尾部缺失精子；16.短尾精子；17.卷尾精子；18.双尾精子；19～24.混合畸形（19.顶体脱落、颈部线粒体膨胀、尾部卷曲精子；20.小头畸形、尾部卷曲精子；21.双核巨大精子、胞质残余；22.头部畸形、头尾弯曲畸形精子；23.双头尾部卷曲精子；24.头尾部折曲精子）

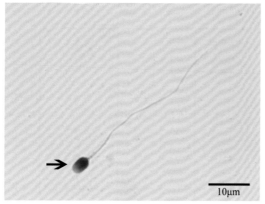

图 5-6　正常精子（×1000）

精子头部呈椭圆形，顶体清楚，无空泡，头部长 4.4μm、宽 2.5μm，顶体区占头部面积的 40%，头部长宽比为 1.76 ∶ 1，中段长 3.5μm、宽 0.5μm，主段长 42.8μm，无卷曲

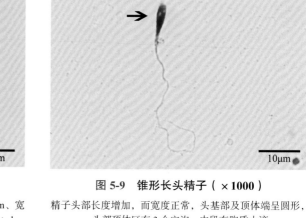

图 5-9　锥形长头精子（×1000）

精子头部长度增加，而宽度正常，头基部及顶体端呈圆形，头部顶体区有 3 个空泡，中段有胞质小滴

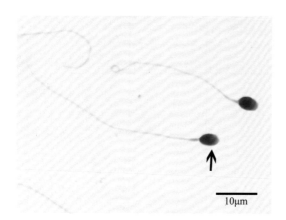

图 5-7　正常精子（Diff-Quick 染色，×1000）

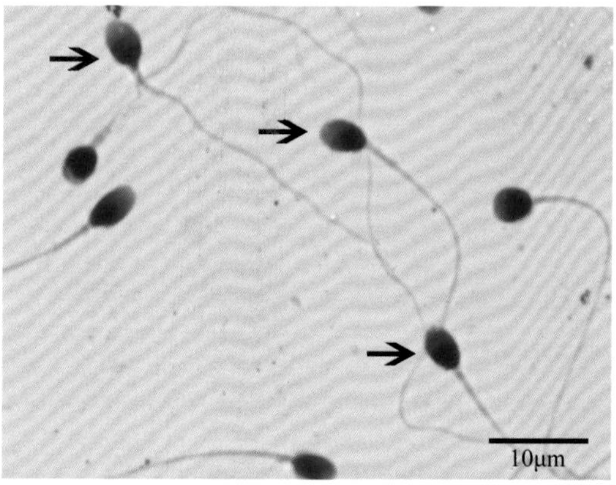

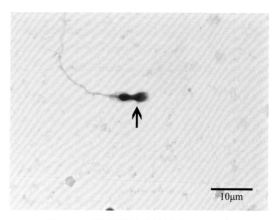

图 5-10　葫芦形长头精子（×1000）

精子头部呈葫芦形，小顶体，有空泡；中段有胞质小滴

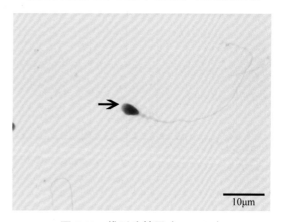

图 5-8　性交后宫颈黏液回收的正常精子（×1000）

从性交后宫颈黏液中回收的、经过巴氏染色的精子。箭头所指均为正常精子，头部、中段或主段无缺陷。鞭毛可能有弯曲，但没有锐利的折角

图 5-11　锥形头精子（×1000）

精子头基部变长、变细，呈圆锥形

长，宽度减小，两端呈尖形，头部染色很不一致（图5-12）。

3. 无顶体精子 精子头部呈锅铲形，顶体部分或全部脱落，无顶体精子没有受精能力，不规则顶体受精能力弱（图5-13）。

4. 小头形精子

（1）圆头形精子：精子头圆而规则，染色致密而均匀，无顶体（图5-14）。

（2）不定形小头精子：精子头小，为不定形，可呈菱形或三角形，有顶体但很小。有时上述畸形可同时存在；小头形态规则，顶体缺乏或变小（图5-15）。

5. 多核巨大头精子 精子头部体积增大，有2个或多个核（图5-16和图5-17）。

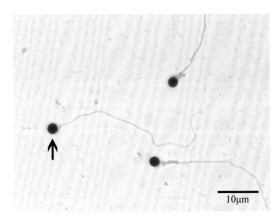

图 5-14 圆头形精子（×1000）

精子头呈圆形，无顶体

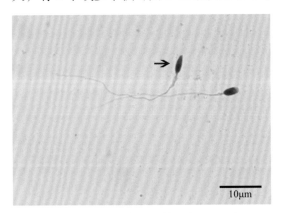

图 5-12 纤细形锥形头精子（×1000）

精子头部细长，两端呈尖形

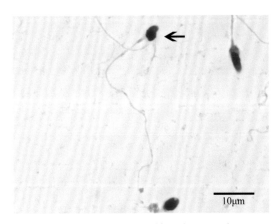

图 5-15 不定形小头精子（×1000）

精子头小，为不定形

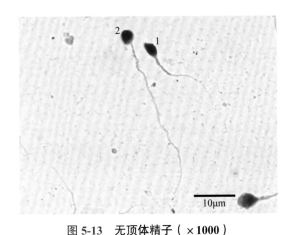

图 5-13 无顶体精子（×1000）

1.精子顶体脱落，头部呈锅铲形，短尾；2.精子头部呈圆形，
无顶体

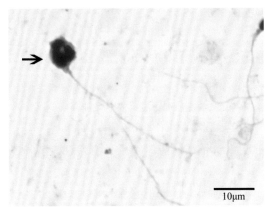

图 5-16 多核巨大头精子1（×1000）

精子头部增大，有多个核

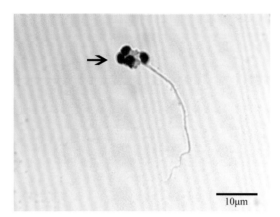

图 5-17　多核巨大头精子 2（×1000）

精子头部增大，有多个核

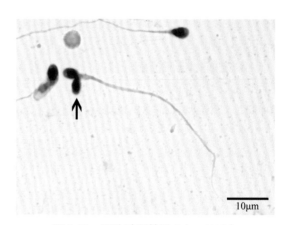

图 5-19　双头畸形精子 1（×1000）

精子双头，头部变小，小顶体，顶体区有空泡

6. 不规则形精子　精子头部呈不规则形，并与精子长轴形成弯曲。有的头部凹陷，有的凸起。精索静脉曲张、生殖系统感染可使精液中精子浓度降低，不规则形、畸形精子及不成熟精子比例升高（图 5-18）。

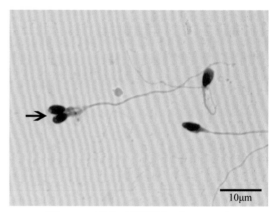

图 5-20　双头畸形精子 2（×1000）

精子头部为双头，小顶体，有空泡

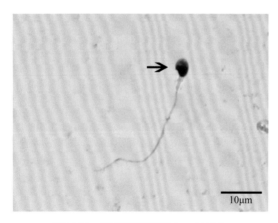

图 5-18　不规则形精子（×1000）

精子头部形态不规则，左侧凹陷

7. 双头畸形精子　分两种类型：一种为双头精子，有 2 个完全分开的完整的头，连于一个精子的中段；另一种为双核精子，两核相贴，并为同一精子膜包绕，只有一个中段（图 5-19 和图 5-20）。

8. 肿胀形精子　精子核肿胀，染色差（图5-21）。

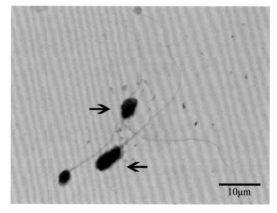

图 5-21　肿胀形精子（×1000）

精子核肿胀，染色差

9. 残余胞质精子　精子中段的胞质小滴是胞质的残余，该种精子在精液中占有

一定的比例，表明精子在附睾成熟过程中有病理过程。这可能与生殖功能衰退有关，如禁欲时间太短，而精子上有大量胞质小滴表明附睾功能不足。正常精子在精液中残余胞质消失，如残余胞质超过精子头部面积的 1/3 即为异常，为过量残余胞质（图 5-22 和图 5-23）。

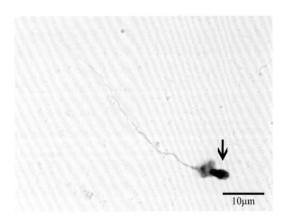

图 5-22　残余胞质精子 1（×1000）

精子呈梨形头，颈部可见残余胞质

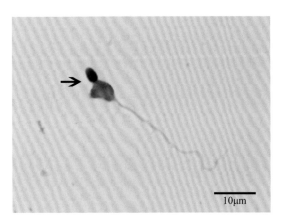

图 5-23　残余胞质精子 2（×1000）

小头精子，中段可见残余胞质

10. 弯曲畸形精子　正常精子的尾部和精子头部长轴一致，如尾部与头部长轴不一致则为弯曲畸形。尾部与头部长轴之间的角度可达 90°。弯曲可发生于精子颈部或中段（图 5-24 和图 5-25）。

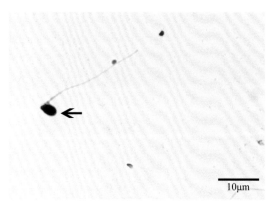

图 5-24　弯曲畸形精子 1（×1000）

精子尾部与头部长轴不一致，发生弯曲

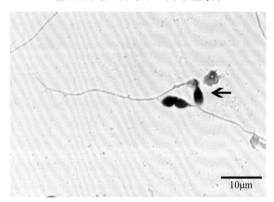

图 5-25　弯曲畸形精子 2（×1000）

精子尾部与头部长轴之间的角度达 90°

11. 尾部缺失精子　仅见单个精子头部或在头颈部仅有一点胞质即为尾部缺失，但此现象应排除离心不当所致的人为改变（图 5-26）。

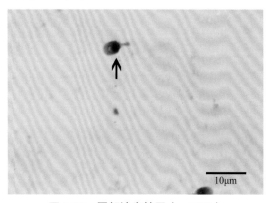

图 5-26　尾部缺失精子（×1000）

精子头部、头颈部仅有一点胞质，而无鞭毛，为尾部缺失精子

12. 短尾精子　当尾部长度等于或小于原来长度的一半并增粗时即为短尾异常（图5-27）。

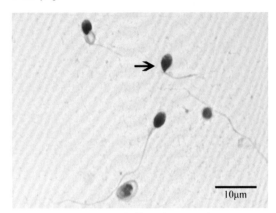

图 5-27　短尾精子（×1000）

精子头部和颈部呈 90° 弯曲，短鞭毛

13. 卷尾精子　尾部卷曲或呈发夹状。尾部的卷曲可以是鞭毛形成障碍，也可以是继发的，如精子肿胀可使鞭毛在精浆中形成卷曲。解脲支原体感染可产生严重的卷曲鞭毛、头尾折角及大量头部畸形（图5-28 ～图5-31）。

14. 双尾或多尾精子　常见的是精子中段为单个，然后分成两个等粗鞭毛，亦可见到多条鞭毛精子（图5-32）。

15. 颈部病变精子　见图5-33和图5-34。

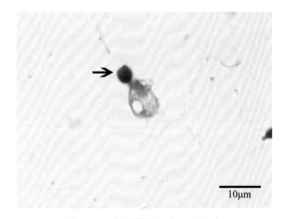

图 5-28　卷尾精子 1（×1000）

精子鞭毛卷曲缠绕成团状，并有少量胞质残留

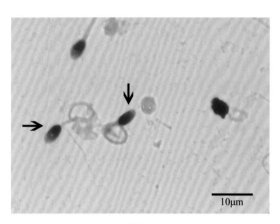

图 5-29　卷尾精子 2（×1000）

精子鞭毛尾部向内卷曲

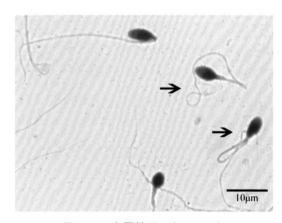

图 5-30　卷尾精子 3（×1000）

鞭毛和中段对折，鞭毛末端卷曲

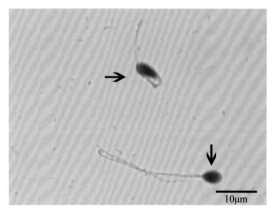

图 5-31　环状尾部精子（×1000）

精子鞭毛卷曲呈发夹状

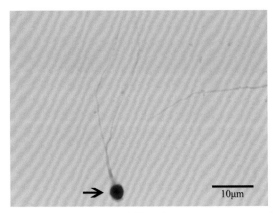

图 5-32 双尾精子（×1000）

精子双鞭毛，头部呈圆形，无顶体

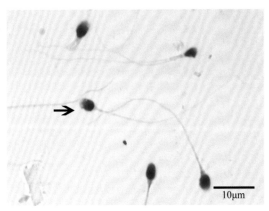

图 5-35 顶体病变精子 1（×1000）

精子头部顶体可见 3 个空泡

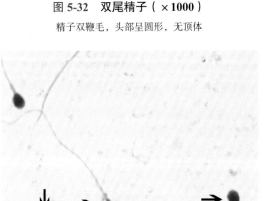

图 5-33 颈部病变精子 1（×1000）

精子颈部病变明显，常见于支原体感染

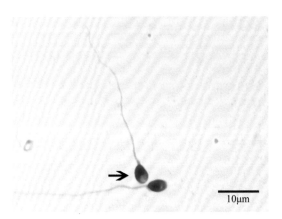

图 5-36 顶体病变精子 2（×1000）

精子顶体可见大空泡，空泡占头部面积的 45%

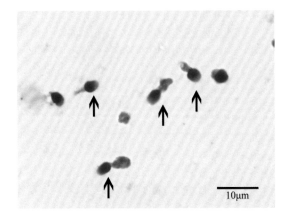

图 5-34 颈部病变精子 2（×1000）

精子头部、颈部可见不同程度的病变

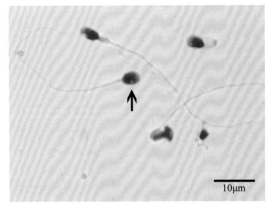

图 5-37 顶体病变精子 3（×1000）

精子顶体占比小于 20%，顶体上可见 2 个空泡，顶体后区
可见 1 个空泡

16. 顶体病变精子 见图 5-35 ~ 图 5-37。

17. 伸长精子 见图 5-38 和图 5-39。

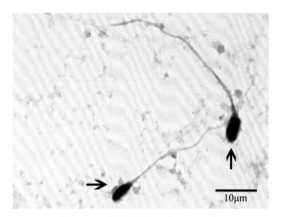

图 5-38　伸长精子 1（×1000）

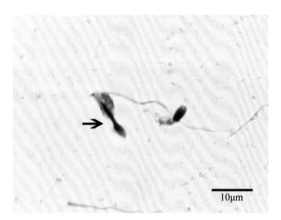

图 5-39　伸长精子 2（×1000）

18. 扁平底头精子　见图 5-40。

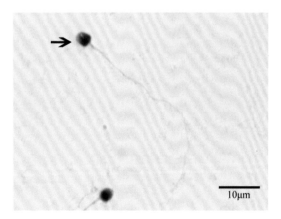

图 5-40　扁平底头精子（×1000）

精子头的底部较平直

19. 一侧非椭圆头精子　见图 5-41。

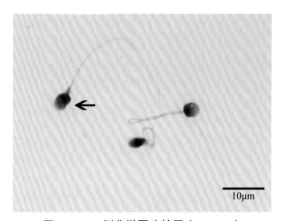

图 5-41　一侧非椭圆头精子（×1000）

20. 混合畸形精子　同一个精子存在两种或两种以上畸形者称混合畸形精子（图 5-42 ～图 5-48）。

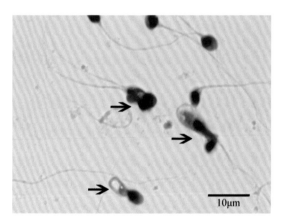

图 5-42　混合畸形精子 1（×1000）

双尾双核精子，中段有过量残余胞质

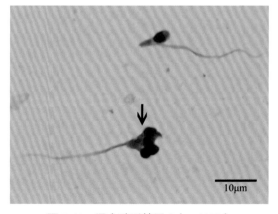

图 5-43　混合畸形精子 2（×1000）

四头精子头部被胞质包裹，短鞭毛

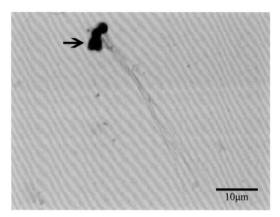

图 5-44　混合畸形精子 3（×1000）

三尾三核精子，精子有 3 个细胞核、3 条尾

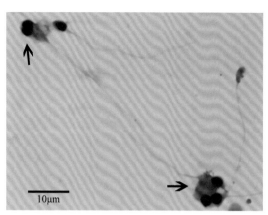

图 5-47　混合畸形精子 6（×1000）

精子头部畸形，无顶体，颈部病变，过量残余胞质

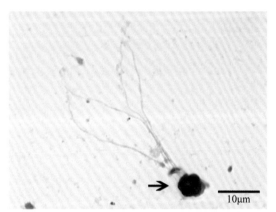

图 5-45　混合畸形精子 4（×1000）

四尾三核精子，精子大头有 3 个细胞核、4 条尾

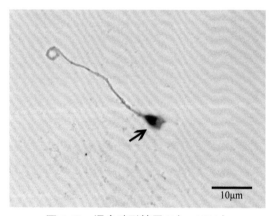

图 5-48　混合畸形精子 7（×1000）

精子头部畸形，顶体溶解，尾部末端卷曲

（三）特定精子分类

1. 大头针状头　见图 5-49。

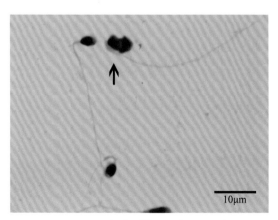

图 5-46　混合畸形精子 5（×1000）

精子头部肿胀，颈部弯曲

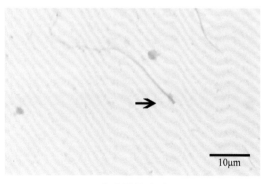

图 5-49　大头针状头（×1000）

大头针状头（游离尾部）

2. 无尾精子头 见图 5-50。

3. 精子头部侧面观 见图 5-51。

正常精液中可有一定数量的畸形精子，大于4%可导致不育。感染、外伤、睾丸应激、高温、放射线、酒精中毒、药物、激素失调或遗传因素均会增加畸形精子的百分率。

畸形精子的检查与确定应参照《WHO人类精液检查与处理实验室手册》第5版，以方便临床应用（图5-52和图5-53）。

10μm

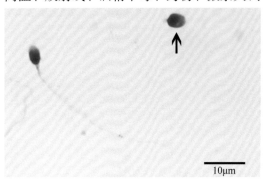

图 5-50 无尾精子头（×1000）

精子仅见头部

10μm

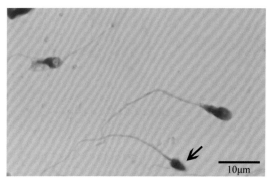

图 5-51 精子头部侧面观（×1000）

精子呈现侧面像

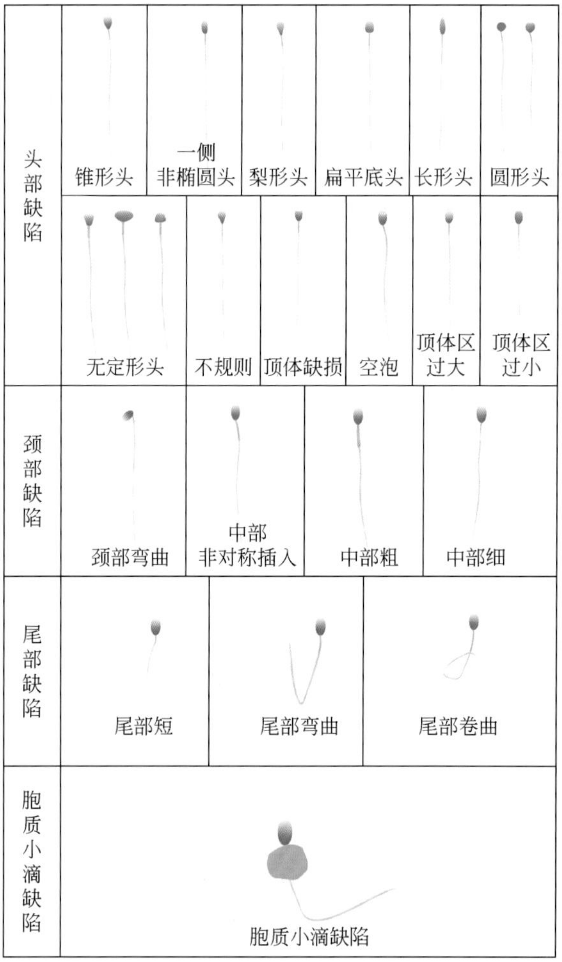

头部缺陷
锥形头
一侧非椭圆头
梨形头
扁平底头
长形头
圆形头
无定形头
不规则
顶体缺损
空泡
顶体区过大
顶体区过小
颈部缺陷
颈部弯曲
中部非对称插入
中部粗
中部细
尾部缺陷
尾部短
尾部弯曲
尾部卷曲
胞质小滴缺陷
胞质小滴缺陷

图 5-52 畸形精子形态示意图

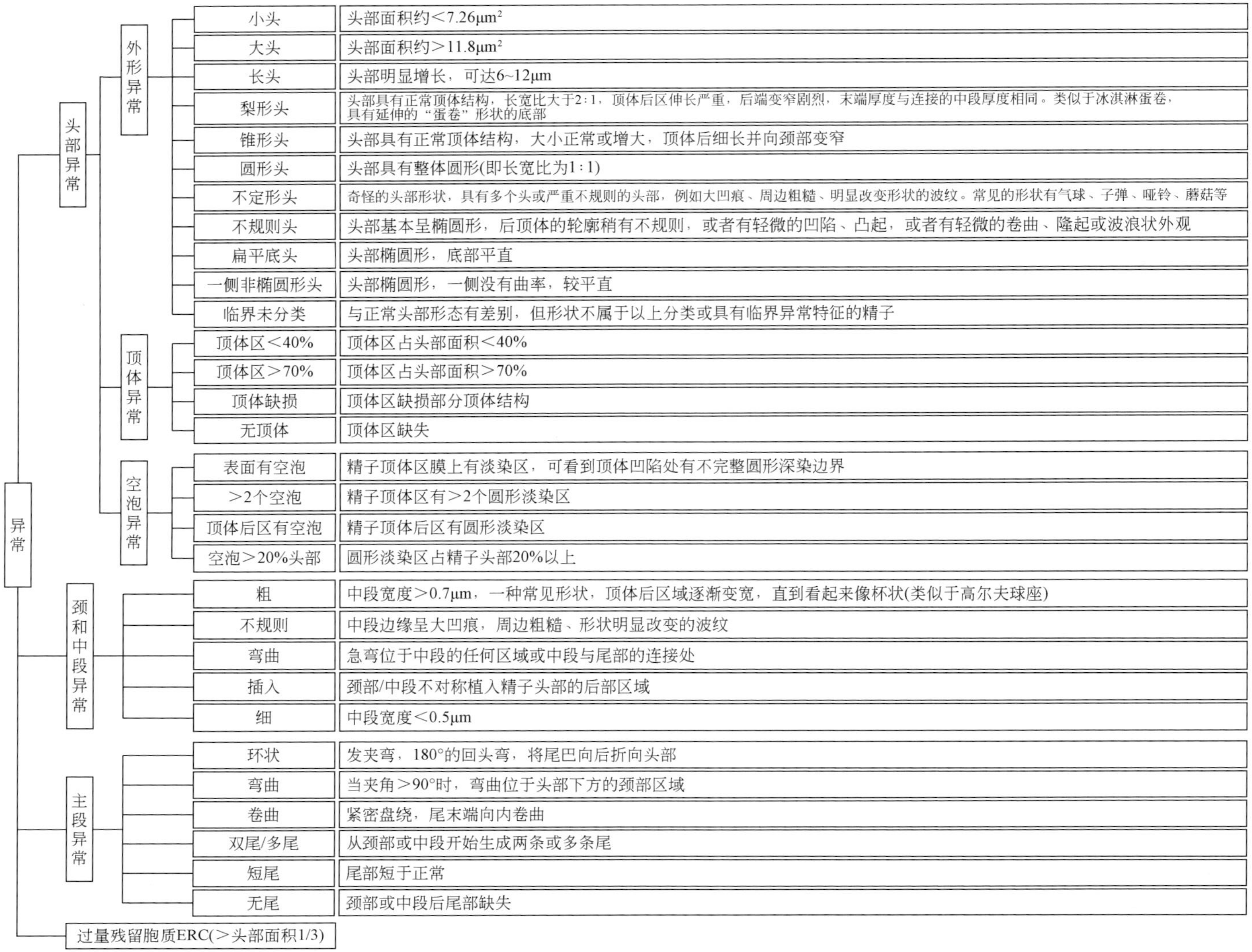

大类	中类	小类	名称	描述
异常	头部异常	外形异常	小头	头部面积约<7.26μm²
			大头	头部面积约>11.8μm²
			长头	头部明显增长，可达6~12μm
			梨形头	头部具有正常顶体结构，长宽比大于2:1；顶体后区伸长严重，后端变窄剧烈，末端厚度与连接的中段厚度相同。类似于冰淇淋蛋卷。具有延伸的"蛋卷"形状的底部
			锥形头	头部具有正常顶体结构，大小正常或增大。顶体后细长并向颈部变窄
			圆形头	头部具有整体圆形(即长宽比为1:1)
			不定形头	奇怪的头部形状，具有多个不规则的头部。例如大凹瓶，明显改变形状的波纹。周边粗糙
			不规则头	头部基本呈椭圆形，后顶体的轮廓有不规则，或者有轻微的卷曲、凸起，或者有轻微的波纹，隆起或呈波浪状外观。常见的形状有气球、子弹、哑铃、蘑菇等
			扁平底头	头部椭圆形，底部平直
			一侧非椭圆形头	头部椭圆形，一侧没有有弧率，较平直
		顶体异常	临界未分类	与正常头部形态有差别，但形状不属于以上分类或具有临界异常特征的精子
			顶体区<40%	顶体区占头部面积<40%
			顶体区>70%	顶体区占头部面积>70%
			顶体缺损	顶体区缺损部分顶体结构
			无顶体	顶体区缺失
		空泡异常	表面有空泡	精子顶体膜上有液染区，可看到顶体凹陷处有不完整圆形深染边界
			>2个空泡	精子顶体区有>2个圆形浓染区
			顶体后区有空泡	精子顶体后区有圆形浅染区
			空泡>20%头部	圆形浅染区占精子头部20%以上
	颈和中段异常		粗	中段宽度>0.7μm，一种常见形状，顶体后区域逐渐变宽，直到看起来像杯状(类似于高尔夫球座)
			不规则	中段边缘呈大凹痕，周边粗糙
			弯曲	急弯位于中段的任何区域或中段与尾部的连接处，形状明显改变的波纹
			插入	颈部/中段不对称植入精子头部的后部区域
			细	中段宽度<0.5μm
	主段异常		环状	发夹弯，180°的回头弯，将尾巴向回折向头部
			弯曲	当夹角>90°时，弯曲位于头部下方的颈部区域
			卷曲	紧密盘绕，尾末端向内卷曲
			双尾多尾	从颈部或中段开始生成两条或多条尾
			短尾	尾部短于正常
			无尾	颈部或中段后尾部缺失
	过量残留胞质ERC(>头部面积1/3)			

图 5-53　异常精子形态分类

二、生精细胞的形态

用精液进行生精细胞（spermatogenic cell）形态学检查来取代睾丸活检是一项有价值的工作。对生精细胞形态学检查的结果要着重从生精细胞是否存在异常，如形态异常、比例异常等方面分析，探讨其临床价值及临床意义。

男性精液中存在精子和（或）生精细胞。若精液中找不到精子和生精细胞，即为生精细胞异常；包括原发性睾丸生精障碍和输精管阻塞所致的无精子症。结合精浆果糖或 α - 葡萄糖苷酶测定可鉴别二者。

60 岁以上的老人可见衰老的生精细胞。肾功能衰竭、酒精性肝硬化患者可见形态异常的生精细胞，细胞毒类药物对生精胞形态的影响明显，如抗肿瘤药物对精子干细胞有中毒损伤作用。主要干扰精原细胞至精母细胞间的正常细胞分裂过程，出现核分裂、胞质不分的病理现象，可见多核精子细胞等形态异常。表现为细胞核分裂异常，核质比例及细胞体积异常。

生精细胞包括精原细胞、初级精母细胞、次级精母细胞和各种变态的精子细胞（图 5-54）。正常情况下，生精细胞各阶段均可发生生理性变异。约 25% 的生育男性精液中检出生理性、病理性生精细胞。精原细胞、初级精母细胞、次级精母细胞和精子细胞的比例分别为 6%、76%、78% 和 3%，以大于 $\bar{x}+2s$ 为升高。生精细胞的比例异常是指其中一种或一种以上生精胞的比例超出生育男性的比例范围。在异常情况下，如使用药物、接触射线、高温等均可使生精细胞出现病理性改变。

（一）正常生精细胞的形态

1. 精原细胞　目前认为人和灵长类动物的精原细胞分为三种类型。

Ad 型：可能是精子发生的干细胞。胞核呈圆形或椭圆形。核染色质为细颗粒状，有核仁，通常为 1 ~ 2 个，大小不一。胞质内可出现空泡，富含糖原颗粒，过碘酸反应强阳性（图 5-55）。

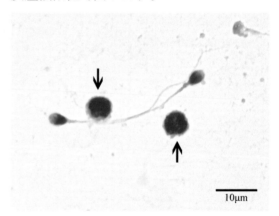

10μm

图 5-55　Ad 型精原细胞（×1000）

胞体、胞核呈圆形，核染色质呈细颗粒样，核仁 1 ~ 2 个，大小不一。胞质呈灰蓝色，量较少，有时可见空泡

Ap 型（亮 A 型）：胞核呈椭圆形，核内染色质颗粒较粗。核膜处有 1 ~ 3 个核仁。胞质内糖原颗粒极少，过碘酸反应阴性（图 5-56）。

B 型：胞核较大，呈圆形，核染色质颗粒较粗、着色较浅，有时出现一些小片状或颗粒状着色较深的染色质，部分附着在

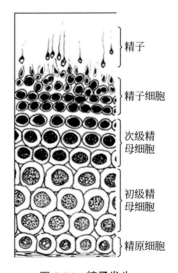

精子

精子细胞

次级精母细胞

初级精母细胞

精原细胞

图 5-54　精子发生

核膜上，有时附着在核仁上。胞质内无糖原颗粒（图 5-57）。

浅（图 5-59 ~ 图 5-61）。

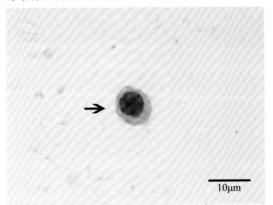

图 5-56　Ap 型精原细胞（×1000）

胞体、胞核呈圆形，核染色质略粗，呈颗粒状，可见一个明显的核仁，量较少

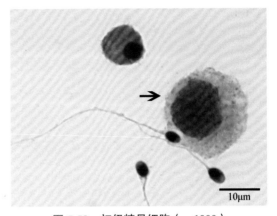

图 5-58　初级精母细胞（×1000）

胞体较精原细胞大，胞核呈圆形，核染色质较疏松，呈颗粒状，胞质较精原细胞多

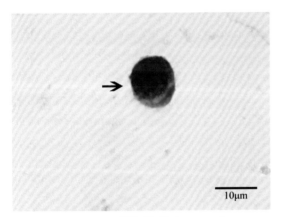

图 5-57　B 型精原细胞（×1000）

胞体、胞核呈圆形，核染色质呈粗颗粒状，近核膜处较多

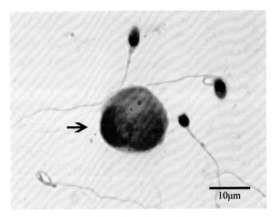

图 5-59　次级精母细胞 1（×1000）

胞体较小，胞核呈哑铃形，核染色质较粗，呈颗粒状或小块状。胞质多少不一，一般较多，呈灰蓝色

2. 初级精母细胞　由精原细胞分裂产生。胞体比精原细胞大，初级阶段与 B 型精原细胞不易区别。随着细胞向管腔移动而离开基膜，胞质不断增多，胞体变大，长径可达 18μm，胞核明显。在此阶段完成减数分裂，产生两个较小的次级精母细胞（图 5-58）。

3. 次级精母细胞　此类细胞经过简短的分裂间期（无 DNA 复制）进行第二次分裂，形成两个均等的精细胞。次级精母细胞存在的时间很短，故少见。其胞体较小，胞核呈圆形，核染色质呈细网状，着色较

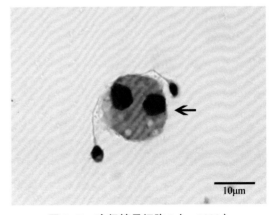

图 5-60　次级精母细胞 2（×1000）

图中为双核的次级精母细胞

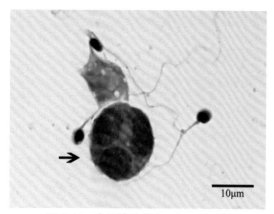

图 5-61 次级精母细胞 3（×1000）

图中为三核的次级精母细胞

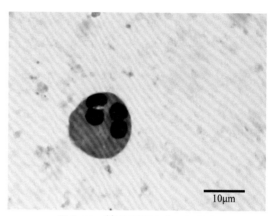

图 5-64 精子细胞 3（×1000）

图中为多核精子细胞

4. 精子细胞 细胞体积更小，胞核较小、着色较深，分散在胞质中（图 5-62 ~ 图 5-64）。

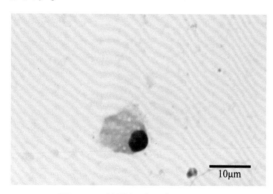

图 5-62 精子细胞 1（×1000）

胞体较小，多呈圆形或类圆形，胞核一个，呈圆形、偏位，核染色质较致密，胞质较多

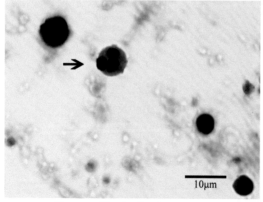

图 5-63 精子细胞 2（×1000）

图中为三核精子细胞

5. 精子形成 精子细胞经过复杂的形态改变最终形成成熟的精子。这一过程的主要变化包括顶体发生、胞核伸长浓缩、尾的形成及多余胞质的脱落等。

（二）异常生精细胞的形态

当睾丸曲细精管生精功能受到药物或其他因素影响时，精液中可出现较多的曲细精管脱落的病理幼稚细胞。这些细胞的胞体和胞核形态不规则、大小不一。

1. 胞核变性 生精细胞胞核变性常见的有核溶解、核碎裂、核膜异常等（图 5-65 ~ 图 5-67）。

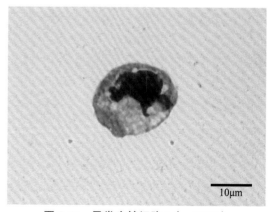

图 5-65 异常生精细胞 1（×1000）

图中生精细胞胞体肿胀，核膜不清

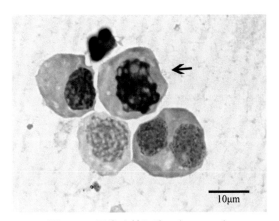

图 5-66 异常生精细胞 2（×1000）

图中右上角为核碎裂的生精细胞

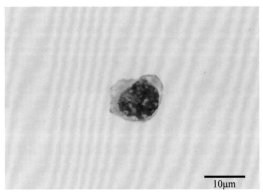

图 5-67 异常生精细胞 3（×1000）

图中生精细胞核膜变形，呈毛刺样

2. 胞质破损 胞体胀大或缩小甚至破碎，胞质出现空泡或着色不均，出现大小不一的紫红色颗粒，有时胞核裸露（图 5-68 和图 5-69）。

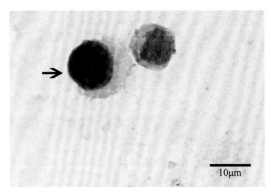

图 5-68 异常生精细胞 4（×1000）

胞体肿胀、胞质破损的生精细胞

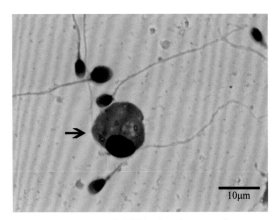

图 5-69 异常生精细胞 5（×1000）

图中生精细胞胞质空泡变性，胞核固缩

3. 核分裂异常 可见核内有复制现象。在次级精母细胞、精子细胞阶段有时可见 3 个或 4 个及以上的胞核，有时可见核质发育失衡及核质比例失调。细胞毒性类药物如抗肿瘤药物中的烷化剂类，尤其是环磷酰胺，可干扰精原细胞至精母细胞间的正常分裂过程，出现胞核分裂而胞质不分裂的病理现象。可见多核精子细胞及核质发育失衡，核质比例及细胞体积异常（图 5-70 和图 5-71）。

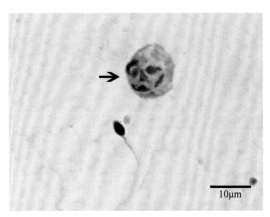

图 5-70 异常生精细胞 6（×1000）

图中生精细胞呈多核样改变，胞质出现空泡，胞核变形

4. 温度对生精细胞形态变化的影响
温度对生精细胞形态变化的影响很大，如

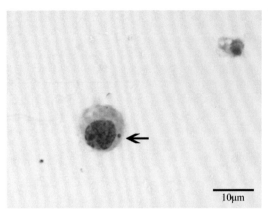

图 5-71 异常生精细胞 7（×1000）

图中生精细胞胞质右侧可见一微核，微核是因核异常
分裂所致

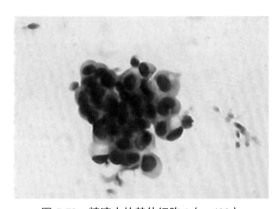

图 5-72 精液中的其他细胞 1（×400）

图中细胞团为前列腺上皮细胞。胞体和胞核呈圆形，胞质中
等，胞体大小均等或轻度大小不均

可使精子细胞核染色质溶解，前核膜增厚，胞核中央形成空泡，核染色质聚集不均、偏向一极，进而胞核皱缩，围绕核空泡形成致密块，精子细胞呈印戒样。精母细胞出现核固缩，核染色质和胞质溶解，出现巨精母细胞。

三、精液中的其他细胞

（一）上皮细胞

精液中偶尔可见柱形、立方形、圆形及多边形的前列腺上皮细胞，圆形或卵圆形、嗜碱性、胞质含色素颗粒的精母细胞，多边形的尿路移行上皮细胞，前列腺脱落的柱状或鳞状上皮细胞。慢性前列腺炎时常可出现多核上皮细胞（朗汉斯细胞），前列腺增生时可见到较多增大的前列腺上皮细胞。

1. 前列腺上皮细胞　正常生育男性精液中可见，细胞呈柱形、立方形、圆形或多边形，慢性前列腺炎时可见多核上皮细胞（图 5-72）。

2. 精囊细胞　细胞呈圆形或椭圆形，胞质嗜碱性，含色素颗粒（图 5-73）。

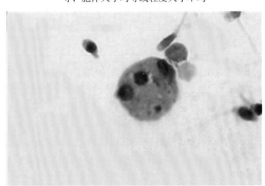

图 5-73 精液中的其他细胞 2（×1000）

图中大细胞为精囊细胞

（二）外周血液细胞

在精囊腺炎、附睾肿瘤等患者的精液中可见到部分外周血中的血细胞，如红细胞、中性分叶核细胞、淋巴细胞、单核/巨噬细胞等。细胞形态与血液和其他体液中所见同。

（三）肿瘤细胞

1. 精原细胞瘤　为睾丸恶性肿瘤之一，临床上较常见，来自睾丸原始生精细胞。细胞多成团存在，细胞间界限不清，胞体多为圆形或不规则形。胞核呈圆形、扭曲折叠，核染色质呈网状、分布不均，可见 1 至数个核仁。胞质丰富，呈蓝色或灰蓝色，胞质内可见空泡（图 5-74）。

2. 睾丸胚胎癌 属睾丸恶性肿瘤之一，较精原细胞瘤少见。癌细胞成群存在，细胞间界限尚清楚。胞体大，形态不规整。胞核大，核形不规整或呈畸形核，核染色质呈粗颗粒状，核仁多呈不规则圆形。胞质中等，呈蓝色，胞质内可见小空泡（图5-75）。

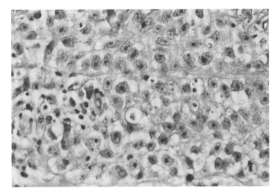

图 5-74 精原细胞瘤（苏木精－伊红染色，×400）

肿瘤细胞弥散性分布，中等大小，胞体、胞核呈圆形或卵圆形，核染色质呈粗颗粒状或粗网状，核仁1～2个，裸核多见

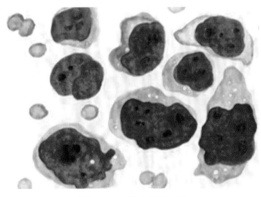

图 5-75 睾丸胚胎癌

极少见，瘤细胞弥散性分布，中等大小，胞体呈圆形或不规则形。胞核呈圆形或类圆形，核染色质呈粗颗粒状或粗网状，核仁一至多个，裸核多见（手工绘制图）

第三节 精液中的病原菌

1. 念珠菌 为一种小而卵圆形、能出芽的薄壁酵母状真菌。念珠菌多侵犯前列腺、精囊腺，精液、前列腺液中可发现该菌。

2. 芽生菌 为一种酵母状真菌，当其引起慢性感染时，精液、前列腺液中可见芽生菌。该菌呈圆形或椭圆形，生芽，有折光性，菌体直径8～20μm。

3. 球孢子菌 粗球孢子菌可侵犯附属腺、精囊，前列腺液中可发现这种球孢子菌的囊，具有强的类脂质折光性。镜下可见非生芽型薄壁孢子。

4. 隐球菌 新型隐球菌侵犯附属腺等时，精液中可见该菌。菌体形态请参考"脑脊液的显微镜检查"部分。

5. 支原体、衣原体 解脲支原体、衣原体感染时，可引起前列腺和精囊慢性炎症。这两种病原体可通过培养或PCR技术检测。

6. 细菌 包括各类致病菌，主要以细菌培养结果为诊断依据（图5-76）。

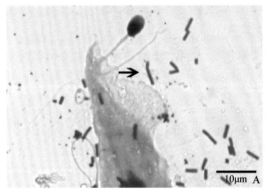

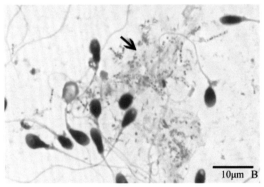

图 5-76 精液中的细菌

A. 精液中的杆菌（巴氏染色法）；B. 精液中的球菌（巴氏染色法，×1000）

第四节 白细胞精子症

精液中白细胞数＞1×10^6/ml的不育患者称为白细胞精子症。急性附属腺炎时可见

大量白细胞,但不是所有炎症白细胞都增多,有些细菌、解脲支原体、沙眼衣原体的感染与白细胞无明显相关性。与吸烟、酗酒相关的生殖道局部炎症性变化也可使白细胞升高。1987年Hill等提出不育男性精液中大量出现的白细胞及其产物是降低精液质量、引起不育的重要原因。大量研究表明,白细胞及其产物主要是通过干扰精子活力、精子运动速度而妨碍精子成熟,降低精子浓度和影响穿透卵子的能力。可通过巴氏染色法分辨白细胞(图5-77),并通过胞质颜色区分白细胞与精子细胞和精母细胞,前者呈浅蓝色,后者呈浅红色;还可通过过氧化物酶法进行初筛,用于鉴别多形核白细胞与不含过氧化物酶的多核精子细胞、淋巴细胞、巨噬细胞和单核细胞(图5-78)。

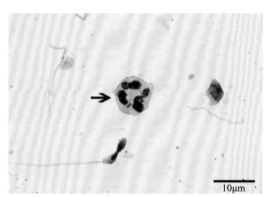

图 5-77　精液中的中性粒细胞
（巴氏染色法，×1000）

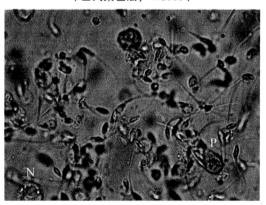

图 5-78　过氧化物酶阳性和阴性细胞

P.过氧化物酶阳性的粒细胞（棕褐色）；N.过氧化物酶阴性的圆细胞（×400）

第五节　精液中的红细胞

精液中出现红细胞(图5-79和图5-80)见于精囊、睾丸、前列腺等部位炎症,或偶见于结核或肿瘤患者,也可能是取材时尿道口损伤后红细胞混入精液中所致。

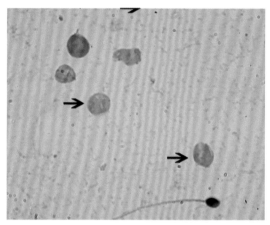

图 5-79　精液中的红细胞（巴氏染色法，×1000）

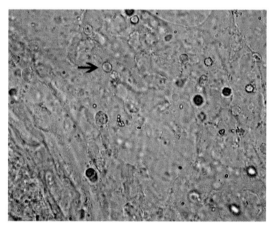

图 5-80　精液湿片中高倍镜下未染色的红细胞（×400）

第六节　病例分析

一、圆头精子症

1. 临床病史　患者男性,29岁。夫妇同居6年,3年前解除避孕,性生活正常,1~2次/周,至今未孕。既往史:无睾丸、附睾、输精管、尿道、前列腺手术、外伤和炎症史。个人史：无吸烟、饮酒、吸毒、习惯性用药、出生缺陷史。生殖系统各器官正常。精液报告提示无顶体圆头精子。女方月经正常，子宫、输卵管造影提示双侧输卵管未见异常，宫腔镜检查提示宫腔形态正常。

2. 检验结果

（1）首诊精液分析结果：禁欲 6 天，精液量 4.1ml，乳黄色，pH 7.2，液化时间 15 分钟，完全液化，黏稠度正常，存活率 70%，红细胞 0，白细胞 0，圆细胞 1×10^6/ml，精子浓度 105.9×10^6/ml，总精子数 84.72×10^6/次射精，前向运动（PR）37%，非前向运动（NP）3%，不动（IM）60%，总活力（PR+NP）40%，畸形率 99%，无顶体圆头精子占畸形精子的 90%。

（2）精子功能试验：顶体酶活性测定值为 $31.25\mu IU/10^6$ 精子，混合抗球蛋白试验（MAR）1%。DNA 碎片指数 DFI 为 19.95%，精子不成熟度 HDS 为 6.67%。

（3）遗传检测：地中海贫血筛查正常，未发现 AZF 基因缺失，染色体检验诊断 46，XY，inv（9）（p11；q13）。

（4）感染检查：沙眼衣原体核酸定量、淋球菌核酸定量、艾滋病病毒抗体检测、梅毒初筛、丙肝病毒检测均为阴性，乙肝病毒检测表面抗体阳性。

（5）激素检查：雌二醇、黄体生成素、卵泡刺激素、睾酮、泌乳素均正常。

3. 病例分析　上述结果提示圆头精子症。

正常精子整体形态似蝌蚪，头部外形光滑，轮廓规则，大体呈椭圆形。而圆头精子症患者精子头部为圆形，顶体缺失或无顶体，临床上以大部分或全部精子头部呈圆形为主要特征（图 5-81）。圆头精子症患者的精子顶体酶活性异常低下或缺失，令圆头精子在正常状态下无法和卵子结合，与卵子形成受精卵；患者的顶体酶活性低于正常参考值（48.2 ～ 218.7$\mu IU/10^6$ 精子），

属于顶体酶活性异常低下。这一类圆头精子导致的不育，发病率约为 0.1%。

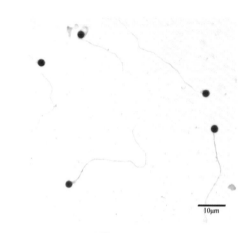

图 5-81　圆头精子症（×1000）

圆头精子症有遗传学因素，家系中会有多人发病。在 2007 年发现 *SPATA16* 突变，发现例数非常少，其定位于高尔基体和高尔基体释放的顶体小囊，该突变主要导致无法形成顶体。2011 年通过全基因组深度测序技术，对圆头精子症家系样本进行关联分析发现的 *DPY19L2* 基因突变占所有圆头精子症的 60% ～ 83%。DPY19L2 是位于核膜的跨膜蛋白，其如发生缺陷，将导致顶体与核分离。依据上述分析，从检验结果判断，染色体 9 号臂间倒位并非引起此患者圆头精子症的主因。

按照圆头精子表型可分为Ⅰ型完全型圆头精子症和Ⅱ型部分型圆头精子症。Ⅰ型完全型由于完全缺乏顶体，几乎是不可能正常受精，形态报告中描述为无顶体圆头精子占畸形精子的比例。Ⅱ型部分型圆头精子症有部分顶体残留，这意味着，Ⅱ型圆头精子症患者还有正常精子存在，形态报告中描述为圆头精子占畸形精子的比例和顶体缺失占畸形精子的比例。而患者的情况正是Ⅰ型完全型圆头精子症，其精子几乎不可能正常与卵子结合，如果没有特殊的治疗手段，将无法自然生育。

综上所述，Ⅱ型部分型圆头精子症患者可以通过卵胞质内单精子显微注射技术（ICSI）生育自己的后代，但圆头精子症ICSI受精率低下，活产率不足10%。导致ICSI受精失败的原因可能是精子顶体缺如，或者是由于顶体缺如造成精子核的改变。本例报道患者为Ⅰ型完全型圆头精子症，可在ICSI中结合使用改良人工卵子激活技术，将已经合体但没有形成胚胎的卵子（含一颗精子）放入特殊的钙离子A23187液体中，模拟卵子受精钙振荡的环境，激活卵子进一步发育。因此，建议患者到生殖中心咨询。胎儿出生后可能会有缺陷，怀孕后可到临床产前诊断中心咨询。

二、短尾精子症

1. 临床病史 患者男性，24岁。夫妇同居1年，因工作原因，性生活较少，1~2次/月，至今未孕。既往史：无睾丸、附睾、输精管、尿道、前列腺手术、外伤、炎症史。个人史：无吸烟、饮酒、吸毒、习惯性用药、出生缺陷史。生殖系统各器官正常。精液分析提示严重弱畸精症。女方月经正常，子宫输卵管造影提示双侧输卵管未见异常，宫腔镜检查提示宫腔形态正常。

2. 检验结果

（1）首诊精液分析结果：禁欲3天，精液量3.5ml，乳黄色，pH 7.4，液化时间15分钟，完全液化，黏稠度正常，存活率60%，红细胞0，白细胞0，圆细胞1×10^6/ml，精子浓度15.9×10^6/ml，总精子数55.65×10^6/次射精，前向运动（PR）9%，非前向运动（NP）4%，不动（IM）87%，总活力（PR+NP）13%，畸形率99%，头部（H%）77%，中段（M%）44%，主段（P%）59%，短尾精子占畸形精子的50%。

（2）精浆生化试验：精浆果糖定量为26.01μmol/次射精，精浆中性α-葡糖苷酶

为29.24mU/次射精。

（3）遗传检测：地中海贫血筛查正常，未发现 *AZF* 基因缺失，染色体正常。

（4）感染筛查：沙眼衣原体、淋球菌、艾滋病病毒、梅毒螺旋体、丙肝病毒均为阴性，乙肝病毒表面抗体阴性。

（5）激素检查：雌二醇、黄体生成素、卵泡刺激素、睾酮、泌乳素均正常。

3. 病例分析 上述结果提示为精子尾部多发形态异常（multiple morphological abnormalities of the sperm flagella，MMAF）。

MMAF又称为纤维鞘发育不良（dysplasia of the fibrous sheath，DFS），是常染色体隐性遗传病，其导致精子100%不活动或活力较差，造成严重弱精症。精液涂片中可出现短尾、无尾和卷尾等尾部异常，而对头部形态并未造成影响（图5-82）。可通过透射电镜判断鞭毛轴丝变形程度；有无正常纵柱和肋柱结构；有无中心微管、动力蛋白臂、中段线粒体缺失，以及致密纤维的组装是否异常，从而明确诊断。

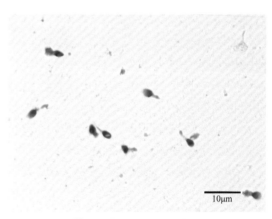

图5-82 精子尾部多发形态异常（×1000）

（1）本病例通过对精液涂片进行形态学分析发现短尾精子占畸形精子的50%，而在精液分析中显示精子活力下降，精子存活率试验正常，可初步判断为MMAF。

（2）综合MMAF遗传学的相关研究，

现已发现：① Dynein 轴突重链 1（*DNAH1*）是 IDA 基因，是第一个也是迄今为止唯一一个被普遍认为在突变时引起 MMAF 的基因，引起轴突结构缺陷。② *RABL2B* 基因（rs144944885）对弱畸精子症动物和不动短尾精子缺陷患者不育的影响。③精细胞特异硫氧还蛋白基因（*Sptrx*）、A 激酶锚定蛋白 3 基因（*AKAP3*）、A 激酶锚定蛋白 4 基因（*AKAP4*）的突变与精子纤维鞘组装异常密切相关。④腺苷酸激酶 7（*AK7*），其编码磷酸转移酶，AK7 可能参与定位于 RS 的蛋白激酶 A 的蛋白酶体依赖性调节。⑤ *CFAP43* 和 *CFAP44* 基因变异，出现精子鞭毛畸形的组合，包括缺失、短尾、卷曲、弯曲和尾部宽度不规则；*CFAP69* 对精子鞭毛组装及维持稳定是必需的。⑥ *WDR66* 也称为 *CFAP251*，其产物参与轴丝的形成和稳定性维持。⑦中心体蛋白 135（CEP135）在中心粒生物发生中起作用，尤其是 CP 组装。在培养的人细胞中，CEP135 位于基体近端附近，并且 CEP135 上调导致纤维聚合物在中心体和细胞质中积累，表现为在中心粒附近的鞭毛中以较低水平异位表达。⑧ *FSIP2* 基因在睾丸中强烈表达，并与精子鞭毛相连，在维持精子鞭毛的整体结构和功能方面起重要作用。⑨ *QRICH2* 是 2019 年初新发现的相关基因。⑩在遗传学基础上，可能存在环境因素的影响，短尾精子在农药接触者精液中出现的比例较高。

（3）MMAF 由于严重的精子运动障碍和形态异常，尚无自然妊娠的报告，大部分无尾和短尾精子症不影响 ICSI 的受精率和临床妊娠率，但子代遗传风险值得关注。

（4）除精子形态缺陷外，还有遗传缺陷的风险；因此，当使用 ICSI 时，建议 MMAF 患者进行遗传咨询。本例患者建议选用改良人工卵子激活技术进行辅助生殖治疗。

三、无头精子症

1. 临床病史 患者男性，30 岁。夫妇同居 7 年未孕，性生活正常，1～2 次/周，未避孕。既往史：无睾丸、附睾、输精管、尿道、前列腺手术、外伤、炎症史。个人史：无吸烟、饮酒、吸毒、习惯性用药、出生缺陷史。生殖系统各器官正常。精液分析提示有大量大头针状精子，显微镜下可见正常活动精子。女方双侧输卵管通畅。

2. 检验结果

（1）首诊精液分析结果：禁欲 7 天，精液量 3.2ml，乳黄色，pH 7.6，液化时间 30 分钟，完全液化，黏稠度正常，存活率 20%，红细胞 0，白细胞 0，圆细胞 1×10^6/ml，精子浓度 8.8×10^6/ml，总精子数 28.16×10^6/次射精，前向运动（PR）8%，非前向运动（NP）3%，不动（IM）89%，总活力（PR+NP）11%，畸形率 99%，发现大头针状精子浓度 40×10^6/ml。

（2）精浆生化试验：顶体酶活性测定值为 $9.70 \mu IU/10^6$ 精子，混合抗球蛋白试验（MAR）15%。DNA 碎片指数 DFI 为 51.91%，精子不成熟度 HDS 为 31.39%。精浆弹性蛋白酶为 1092.80ng/ml。

（3）遗传检测：地中海贫血筛查正常，未发现 *AZF* 基因缺失，染色体正常。

（4）感染筛查：沙眼衣原体、淋球菌、艾滋病病毒、梅毒螺旋体、丙肝病毒均为阴性，乙肝病毒表面抗体阴性。

（5）激素检查：雌二醇、黄体生成素、卵泡刺激素、睾酮、泌乳素均正常。

3. 病例分析 上述结果提示为无头精子症。

无头精子是由于精子发生过程中远端中心粒迁移的缺陷，导致最终的表型没有头部、头部与中段附着缺陷，或者两者都没有（图 5-83）。很少发现松散的头部。显微镜下表现为大头针状，精子形态分析时需分开计数，报告描述为发现大头针状精子，并报告其浓度。

图 5-83　大头针状精子（×1000）

此类精子在发生过程中出现头部超微结构异常，其中覆盖后核极的核膜异常最为明显；植入窝和基板未形成。同时，核膜在这个区域有许多核孔。因此，断头可能发生在基板和近端中心粒区域之间。对未成熟精子的研究表明，头部和尾部独立异常发育，表明它们在精子成熟结束时分离。这种遗传异常可能是由于尾侧核极上迁移机制和尾侧定位的改变，或者是由于干扰了通常容纳连接件的头部植入窝的形成。缺少植入窝及与核无关的鞭毛原基发育导致头部与中段连接异常。

引起无头精子症的 SUN5 基因缺失后，虽然精子头尾连接装置（head to tail coupling apparatus，HTCA）可以正常组装，但在精子变形之初 HTCA 就从精子核膜植入窝处分离，导致出现头尾连接异常精子、头尾分离精子。除 SUN5 基因外，PMFBP1 基因也会导致无头精子症。

（周　华　黄思莹　陈　辉）

第六章　前列腺液的显微镜检查

前列腺属副性腺，前列腺液为半透明、较黏稠的乳白色液体，为精液的组成部分。前列腺液镜检可为前列腺炎、前列腺肥大、前列腺肿瘤等疾病的诊断提供辅助诊断依据。前列腺液内的上皮细胞及其来源见图6-1。

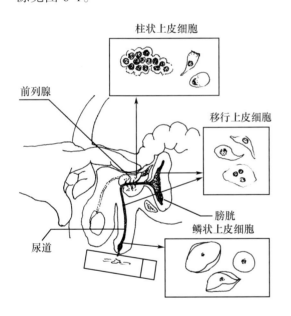

图 6-1　前列腺液内的上皮细胞及其来源

第一节　前列腺液的常规显微镜检查

1. 卵磷脂小体（lecithin body）　又称磷脂酰胆碱小体，为大小不等、圆形或卵圆形、分布不均匀、有折光性的小体，体积略小于红细胞。正常前列腺液可见布满视野的卵磷脂小体（图6-2）。前列腺炎时，卵磷脂小体减少，并有成堆现象（图6-3）。

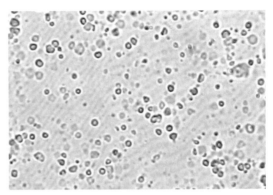

图 6-2　卵磷脂小体 1

图中卵磷脂小体呈圆形或卵圆形，大小不等，分布不均匀，充满视野，此为正常前列腺的卵磷脂形态

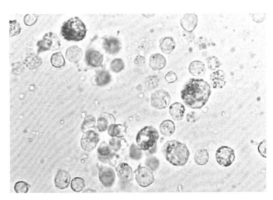

图 6-3　卵磷脂小体 2

图中卵磷脂小体数量减少，白细胞数量增多，此为前列腺炎症表现

2. 前列腺颗粒细胞（prostatic granular cell）　为前列腺液中的一些体积较大的细胞，胞质内含多量卵磷脂小体颗粒，此细胞多为巨噬细胞或吞噬细胞。在炎症时或老年与中年人前列腺液中较多见，前列腺炎时显著增多（图6-4）。

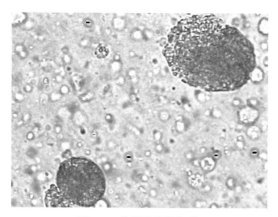

图 6-4 前列腺颗粒细胞

图中两个大细胞为前列腺颗粒细胞，胞质中含有大量卵磷脂小体颗粒

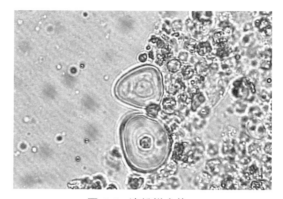

图 6-6 淀粉样小体 2

图中央可见两个淀粉样小体，图右侧为大量白细胞

3. 淀粉样小体（amyloid corpuscle） 为圆形或卵圆形、大小不等的分层状结构的微黄色小体，中央部分常含小粒，系碳酸钙沉淀物，与胆固醇结合后形成前列腺结石。淀粉颗粒随年龄而增加，与疾病无明显关系（图 6-5 和图 6-6）。

4. 精子 前列腺按摩时若压到精囊腺，可以在前列腺液中见到精子（图 6-7）。

5. 红细胞 正常前列腺液内红细胞极少，炎症时可出现，按摩过重时可人为引起出血，镜检可见红细胞（图 6-8）。

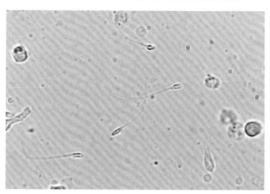

图 6-7 精子

有时在前列腺液中可见数量不等的精子

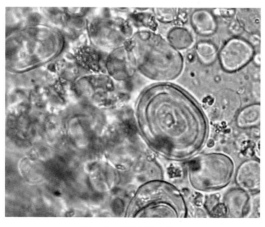

图 6-5 淀粉样小体 1

淀粉样小体大小不等，呈圆形或类圆形，镜下所见为同心圆形的分层结构

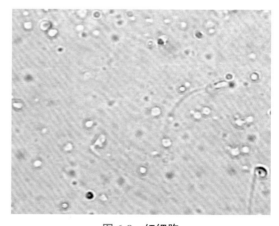

图 6-8 红细胞

图中可见散在的红细胞

6. 白细胞 正常前列腺液内白细胞散在，＜10 个 /HPF，炎症时可见成堆的白细胞，如白细胞超过 10 ～ 15 个 /HPF，即可诊断为前列腺炎（图 6-9 和图 6-10）。

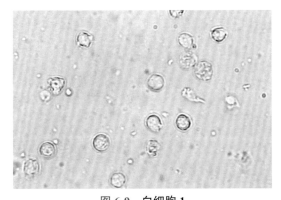

图 6-9　白细胞 1

前列腺炎时，前列腺液中可见白细胞增多（未染色）

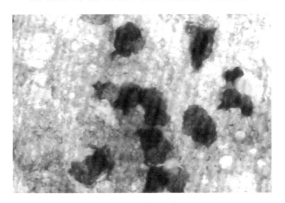

图 6-10　白细胞 2

前列腺炎时，前列腺液中可见大量退变的白细胞（脓细胞），
图中细胞均呈重度退变，胞核肿胀，胞膜溶解（瑞氏染色）

第二节　前列腺液的炎症与肿瘤检查

一、滴虫与细菌

1. 滴虫　前列腺有滴虫感染时，前列腺液中可查见滴虫。

2. 细菌　炎症时，前列腺液内可见大量致病细菌及大量的脓细胞、巨噬细胞；淋病时可在前列腺液内查见革兰氏阴性双球菌（淋球菌，图 6-11）。

二、上皮细胞与肿瘤细胞

有时在前列腺液内可以见到来自泌尿道的移行上皮细胞和鳞状上皮细胞，来自

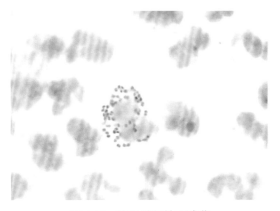

图 6-11　革兰氏阴性双球菌

淋病时，前列腺液的白细胞中可见大量革兰氏阴性双球菌

前列腺及相关腺体的柱状上皮细胞等。前列腺肥大、慢性前列腺炎及前列腺癌时，这些细胞可出现不同的形态学改变。

1. 前列腺肥大（prostatic hypertrophy）前列腺上皮细胞成团或成片，分化良好，有时可呈平铺蜂窝状，多见于 50 岁以上老年人前列腺液。

2. 慢性前列腺炎（chronic prostatitis）前列腺上皮细胞常发生退变，核染色质疏松，核仁明显，胞质嗜酸性，胞质内可见紫红色颗粒或有空泡。前列腺液中还可见少许淋巴细胞、成纤维细胞等慢性炎症细胞散在分布（图 6-12）。

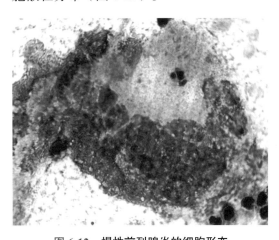

图 6-12　慢性前列腺炎的细胞形态

前列腺液中所见前列腺上皮细胞群，胞核均肿胀变性，核间界限不清，胞膜界限不清

3. 前列腺癌（prostatic carcinoma） 多发于 50 岁以上男性，发病率多随年龄增长而增加。癌细胞成团或成片，有时界限欠清，有的呈合体细胞状。胞核呈不规则圆形或有异形，核染色质粗，可见一至多个核仁。胞质嗜酸性或嗜碱性，染色深浅不一，胞质内有颗粒或空泡。如在前列腺液内见到胞体较大而畸形的可疑细胞，应做细胞学检查，确定有无癌细胞（图 6-13）。

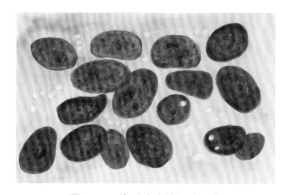

图 6-13　前列腺癌的细胞形态

癌细胞呈圆形或类圆形，核染色质呈细颗粒样，核仁明显，1～3 个，胞质不明显，界限不清（手工绘制图）

（郑　磊　孙德华　亓　涛　何永建

陈炅昊　左斌生　王春艳）

第七章 脑脊液的显微镜检查

脑脊液（cerebrospinal fluid，CSF）属细胞外液的一种，一般经腰椎穿刺获得。脑脊液的显微镜检查包括常规检查和细胞学检查两种。

第一节 脑脊液检查的操作要点

（1）脑脊液留取后应及时送检。

（2）用正确的容器送检，建议用腰穿包内的一次性带盖无菌管送检。

（3）脑脊液常规、细胞学检查送检标本量不少于2ml。

（4）一般情况下，标本常温下及时送检即可；不能及时送检者可4~10℃冷藏保存，2小时内送达。

（5）收到标本后应及时处理，避免细胞自溶或细菌污染，影响检测结果。

（6）一般建议用第三管脑脊液做常规及细胞学检查，第二管做细菌培养及涂片，第一管做免疫及生化检查。

（7）细胞计数时应注意正确识别隐球菌与红细胞、白细胞。

（8）因穿刺损伤引起的血性脑脊液，应进行白细胞校正。

（9）细胞学检查不建议采用离心取沉渣涂片的方法制片，推荐采用细胞玻片离心机制片（甩片方法），再行瑞-吉染色后进行细胞学检查。

（10）细胞学阅片应遵循先低倍扫描全片再转油镜进行识别的原则。

（11）细胞学分析应结合临床和实验室相关检查综合考虑，不可脱离临床而孤立分析。

第二节 脑脊液的常规显微镜检查

一、细胞计数

1.细胞总数计数 吸取混匀的脑脊液直接滴入血细胞计数池内，静置2~3分钟，低倍镜计数两个池内的四角和中央共10个大方格内的细胞总数，即为每微升脑脊液中的细胞总数（红细胞、有核细胞）。如细胞过多，可将脑脊液稀释后再计数，将结果乘以稀释倍数（图7-1）。

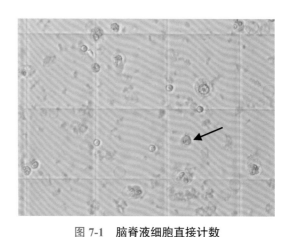

图7-1 脑脊液细胞直接计数

血细胞计数板内可见散在的白细胞，所见白细胞胞核明显（高倍镜）

2.有核细胞计数 用吸管吸取冰醋酸后全部吹出，使其管壁附着少许冰醋酸，再用此吸管吸取混匀的脑脊液，待红细胞溶解后滴入血细胞计数池，按"细胞总数"

计数法计数。如有核细胞过多,用白细胞稀释液稀释后计数,其结果乘以稀释倍数。

3. 红细胞计数　用吸管吸取混匀的脑脊液少许,直接滴入血细胞计数池内,计数中央大方格内的红细胞数,然后乘以10,即为每微升脑脊液中红细胞数。如红细胞过多,可用生理盐水稀释后依上法计数,再将计数结果乘以稀释倍数(图7-2)。

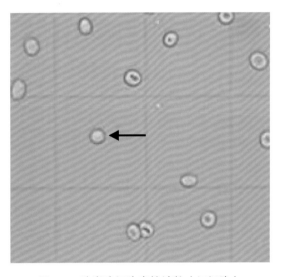

图7-2　脑脊液细胞直接计数(红细胞)

血细胞计数板红细胞计数区内可见大量的红细胞(高倍镜)

4. 有核细胞分类

(1)直接分类法:有核细胞计数完毕后转高倍镜观察,计数单个核细胞和多个核细胞的百分数。单个核细胞胞体较小,可见一个圆形或椭圆形的核,胞质较少,此种细胞多为淋巴细胞(图7-3)。多个核细胞胞体稍大,胞质稍多,胞核为多叶或两叶,此类细胞多为中性分叶核细胞(图7-4)。

(2)染色分类法:脑脊液离心后取沉淀物推片,干后行瑞氏染色,油镜下进行细胞分类。报告方式与血细胞中白细胞分类相同,如有异常细胞则应另行描述报告,细胞形态见"脑脊液中常见细胞的形态"。

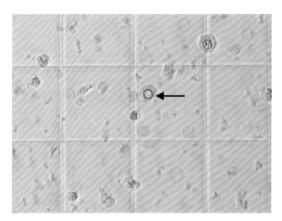

图7-3　脑脊液细胞分类计数(单个核细胞)

视野内可见多个单个核细胞,细胞呈圆形,细胞中央可见一个圆形的核,核内可见较粗的颗粒(高倍镜)

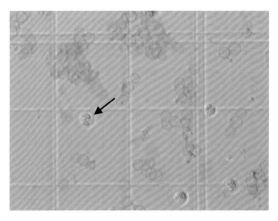

图7-4　脑脊液细胞分类计数(多个核细胞)

视野内可见4个多个核细胞,细胞呈圆形,细胞中央可见分叶的核(高倍镜)

二、病原体检查

1. 细菌　脑脊液离心后取沉淀物涂片,行革兰氏染色后镜检,病理情况下,可以查到脑膜炎双球菌、肺炎链球菌、流感杆菌、葡萄球菌、大肠菌等,可按查到细菌的染色性质及形态报告。如怀疑为结核性脑膜炎,可将脑脊液静置24小时,取其液面薄膜涂片,37℃烘干,行抗酸染色,油镜查找抗酸杆菌。脑脊液涂片查细菌属于筛查试验,菌种的确定应以细菌培养结果为金标准(图7-5)。

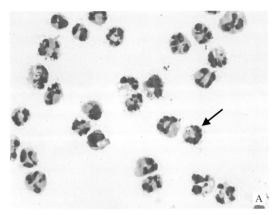

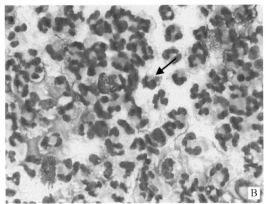

图 7-5　脑脊液中的细菌

细胞学呈中性粒细胞反应，中性粒细胞胞内胞外可见细菌

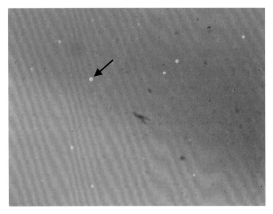

图 7-6　低倍镜下的隐球菌 1

针尖样大小，可见菌体及透亮的荚膜

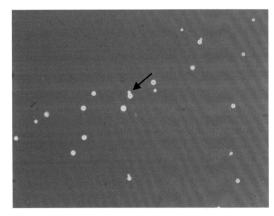

图 7-7　低倍镜下的隐球菌 2

可见菌体及透亮的荚膜，部分出芽

2. 新型隐球菌　脑脊液离心后取沉淀物涂片，再行墨汁染色。先低倍镜下观察，如发现黑色背景下有圆形小透光点，中间有一细胞大小圆形物时，则转高倍镜观察。隐球菌有明显的厚荚膜，墨汁染色时荚膜不着色，在菌体周围形成一宽阔的亮带，中央为一球形孢子（有的有出芽），直径 5 ~ 20μm，菌体内有一个较大或多个较小的反光颗粒，发现上述特征者可报告"发现隐球菌"（图 7-6 ~ 图 7-9），并进一步做真菌培养。应注意墨汁染色镜下小气泡和白细胞与隐球菌的区别。小气泡大小不一、透亮，无中间内容物，无菌体结构；白细胞不透亮，呈灰白色（图 7-10 和图 7-11）。

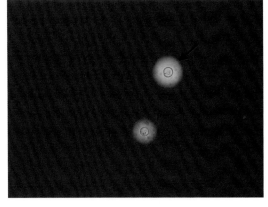

图 7-8　高倍镜下的隐球菌 1

菌体内尚可见一个或多个大小不等的内容物

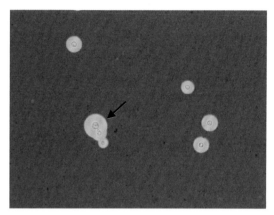

图 7-9　高倍镜下的隐球菌 2

可见菌体及透亮的荚膜，见出芽现象

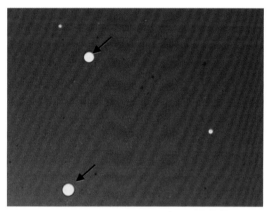

图 7-10　低倍镜下的隐球菌和气泡

箭头所示体积较大的为气泡，另两个为隐球菌

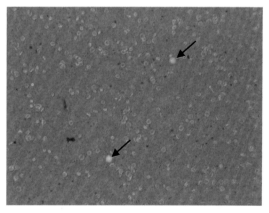

图 7-11　高倍镜下的白细胞和红细胞

箭头所示为白细胞，其余为红细胞

3. 寄生虫　脑脊液中罕见寄生虫。如脑脊液中发现纳格里属阿米巴、弓形虫或广州管圆线虫等，对寄生虫脑病有确诊价

值（图 7-12 ~ 图 7-14）。

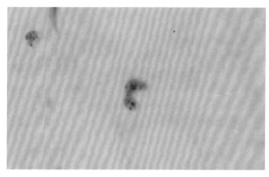

图 7-12　脑脊液中的寄生虫 1

福氏纳格里属阿米巴滋养体，有一个大的胞核和一个染色深的核仁，无核周染色质粒（×800，资料来源：余森海，许隆祺.1992.人体寄生虫学彩色图谱）

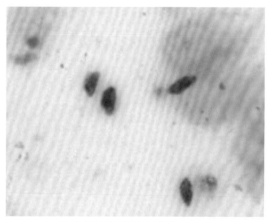

图 7-13　脑脊液中的寄生虫 2

刚地弓形虫滋养体，在滋养体中部略近钝端处，有时可见一个紫红色核，尖端有一个较小的副核，胞质呈蓝色，并有少量颗粒

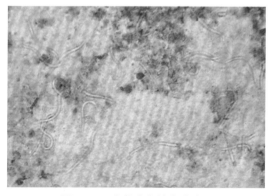

图 7-14　脑脊液中的寄生虫 3

广州管圆线虫第一期幼虫。该虫寄生于鼠类肺动脉及右心内，其幼虫（偶或成虫）寄生于人的中枢神经系统，引起广州管圆线虫病（资料来源：余森海，许隆祺.1992.人体寄生虫学彩色图谱）

第三节 脑脊液的细胞学检查

一、脑脊液细胞的收集

由于脑脊液不能如浆膜腔积液那样大量采集，所以必须有一个好的方法，对收集到的少量脑脊液进行细胞形态学检查。目前最常用的就是细胞玻片离心沉淀法，其效果较理想。该法能将少量脑脊液中的细胞，集中离心沉淀在载玻片上，克服了常规离心法收集细胞时细胞的丢失问题。

二、脑脊液中常见细胞的形态

脑脊液细胞的数量少、种类多，形态各异、变化较大。有些细胞与血细胞相似，但又不完全相同。

1. 淋巴细胞（lymphocyte）

（1）小淋巴细胞（small lymphocyte）：胞体略大于正常红细胞（直径 8 ~ 12μm），形态同血中小淋巴细胞，为正常脑脊液中的主要细胞成分，占细胞总数的 60% ~ 70%。被抗原激活后可变为大淋巴细胞或激活淋巴细胞。小淋巴细胞增多、比例失调，可见于中枢神经系统感染和非特异性脑膜反应（图 7-15）。

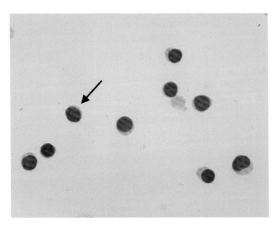

图 7-15 小淋巴细胞

（2）大淋巴细胞（large lymphocyte）：较小淋巴细胞略大，胞核稍大，核染色质着色较小淋巴细胞浅，胞质稍多，胞质中可见少许嗜天青颗粒。大淋巴细胞偶见于正常脑脊液，其增多见于中枢神经系统感染和非特异性脑膜反应（图 7-16）。

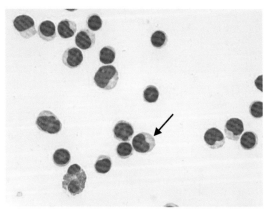

图 7-16 大淋巴细胞

（3）激活淋巴细胞（activated lymphocyte）：由大、小淋巴细胞受抗原刺激转化而来，形态改变多样。常见的有：

1）转化型淋巴细胞（transformed lymphocyte）：由小淋巴细胞转化而成，形态不规则，直径一般 >10μm，胞核呈圆形，常有切迹，核膜清楚，核染色质较疏松，呈网状，可见 1 ~ 2 个核仁，胞质嗜碱性，无颗粒，常有伪足或棉球样膨出。此种细胞多见于细菌性脑膜炎（恢复期）、病毒性脑膜炎、结核性脑膜炎、多发性硬化、脑梗死、脑脓肿及蛛网膜下腔出血等（图 7-17）。

2）大淋巴样细胞（large lymphoid cell）：由大淋巴细胞转化而成，胞体较大，为小淋巴细胞的 2 ~ 4 倍，胞核增大，呈圆形，核染色质增粗，胞质多，呈深蓝色，核周淡染部分较明显。常伴有浆细胞及转化型淋巴细胞。该类细胞在结核等中枢神经系统感染、脊髓造影、脑梗死、脑肿瘤、脑出血（蛛网膜下腔出血）时增多（图 7-18）。

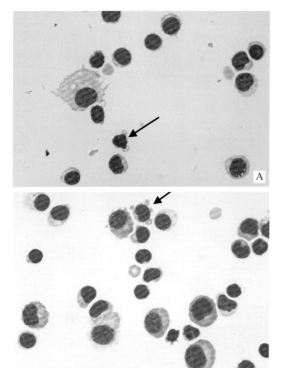

图 7-17　转化型淋巴细胞

可见胞质有伪足样突起

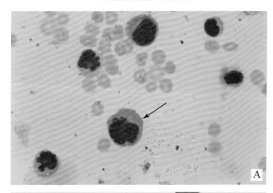

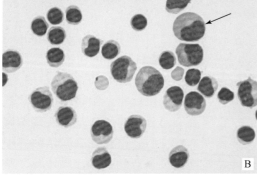

图 7-18　大淋巴样细胞

胞体明显增大，胞质呈强嗜碱性，核周有淡染区

3）脑样细胞（brain-like cell）：胞体较大，胞核大，核形不规整，核染色质较致密，有明显核裂，呈脑回状，胞质较少，可见于脑膜炎、病毒性脑炎、脑肿瘤和精神分裂症等（图 7-19）。

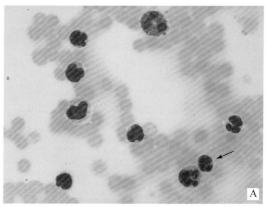

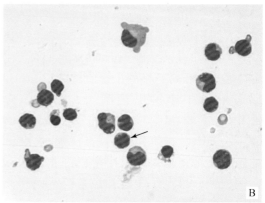

图 7-19　脑样细胞

2. 浆细胞（plasma cell）　胞体较大，呈圆形或椭圆形，胞核呈圆形，多偏位，核染色质粗糙，呈块状，胞质多，呈深蓝色，近核周淡染，胞质中有时可见空泡或包涵体。有时可见核染色质较疏松的幼浆细胞和双核及多核浆细胞。正常脑脊液见不到浆细胞，只有在受到抗原刺激时浆细胞才出现。常见于中枢神经系统感染，如结核性脑膜炎、病毒性感染和脑囊虫病等。有人认为，浆细胞明显增多是多发性硬化的一种相对特征性的脑脊液细胞学改变（图 7-20）。

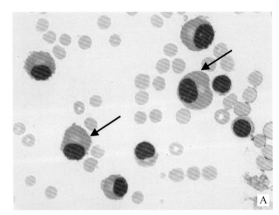

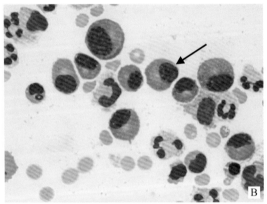

图 7-20　浆细胞

形态似血中浆细胞，胞体较大，胞核呈圆形，偏位，胞质较多，近核处淡染

3. 单核细胞与吞噬细胞

（1）单核细胞（monocyte）：形态同血中单核细胞，胞体较大，胞核呈肾形、马蹄形或不规则形，核染色质较疏松，呈网状，胞质较多，呈灰蓝色，有时可见空泡或细小的颗粒。脑脊液中单核细胞占正常脑脊液细胞的 30% ～ 40%，和淋巴细胞的比例约为 3：7 或 4：6。若其比例倒置或其形态异常即为病理性，可见于脑膜非特异性反应和脑组织的破坏性病变，如炎症、脑缺血、脑出血、脑挫伤、脑肿瘤和脑变性疾病等（图 7-21）。

（2）激活单核细胞（activated monocyte）：胞体变大而不规则，胞核形态同单核细胞，核染色质较丰富，呈疏松网状，有时可见核仁，胞质呈灰蓝色，可见大小

不等的空泡，胞质边缘常有破损或突起。正常脑脊液此细胞少见（2%），中枢神经系统变性、炎症性疾病、肿瘤和各种异物刺激时，激活单核细胞增多（图 7-22 ～图 7-24）。

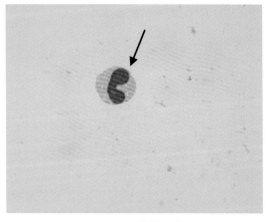

图 7-21　单核细胞

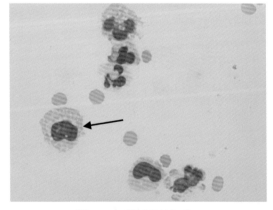

图 7-22　激活单核细胞 1

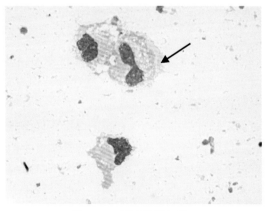

图 7-23　激活单核细胞 2

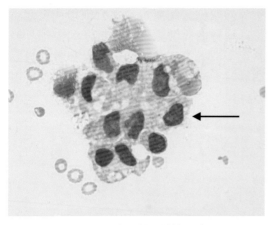

图 7-24　成团激活单核细胞

（3）吞噬细胞（phagocyte）：根据吞噬的内容物不同可分为以下几类。

1）红细胞吞噬细胞：吞噬细胞胞质中可见被吞噬的一至多个红细胞。首次腰穿标本见有此细胞时，多为脑和蛛网膜下腔出血后 1 ~ 5 天（图 7-25 和图 7-26）。

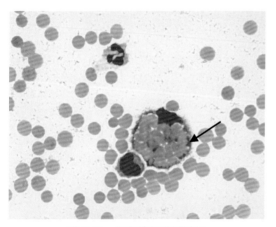

图 7-25　红细胞吞噬细胞 1

2）含铁血黄素吞噬细胞：为吞噬含铁血黄素的吞噬细胞。被吞噬的红细胞经酶解后，血红蛋白分解成含铁血黄素和胆红素。普鲁士蓝反应可以将胞质中被吞噬的含铁血黄素染成蓝黑色。此种细胞可在蛛网膜下腔出血 5 天后出现（图 7-27 ~ 图 7-30）。

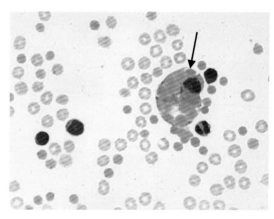

图 7-26　红细胞吞噬细胞 2

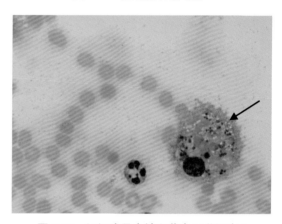

图 7-27　红细胞及含铁血黄素吞噬细胞 1

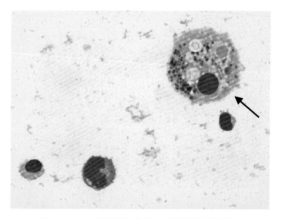

图 7-28　红细胞及含铁血黄素吞噬细胞 2

3）胆红素吞噬细胞：为吞噬了胆红素结晶的吞噬细胞，与红细胞吞噬细胞和含铁血黄素吞噬细胞存在的意义相同，是出血的确切依据。胆红素结晶出现得相对较晚，一般形成于出血 7 天后。胆红素结晶经瑞 – 吉染色后呈金黄色斜方体状（图 7-31 和图 7-32）。

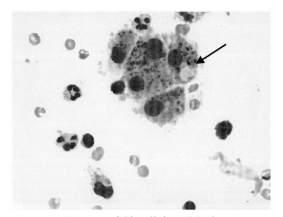

图 7-29　含铁血黄素吞噬细胞

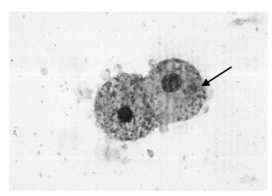

图 7-30　退变的含铁血黄素吞噬细胞

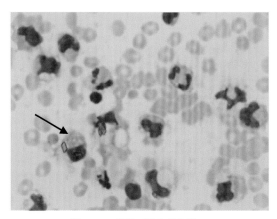

图 7-31　胆红素吞噬细胞 1

4）白细胞吞噬细胞：吞噬细胞吞噬的白细胞可为粒细胞、淋巴细胞或单核细胞。

多种病理情况下所引起的粒细胞和淋巴细胞反应，在清除过程中都可出现白细胞被吞噬的现象（图 7-33 和图 7-34）。

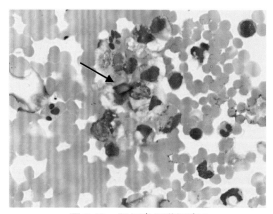

图 7-32　胆红素吞噬细胞 2

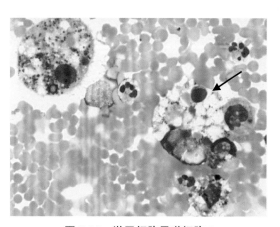

图 7-33　淋巴细胞吞噬细胞 1

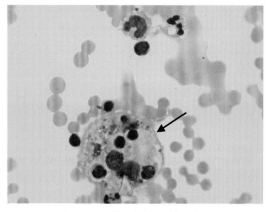

图 7-34　淋巴细胞吞噬细胞 2

4.粒细胞（granulocyte）

（1）中性粒细胞（neutrophil）：形态同血中杆状核和分叶核中性粒细胞。离体后变性较快，可出现空泡变性、核固缩及细胞溶解现象。正常脑脊液中不应有中性粒细胞，但穿刺时的外伤可使血中少量的中性粒细胞混入脑脊液。中性粒细胞增多主要见于脑和脑膜感染、外伤、脑血管病、椎管内药物注射、恶性肿瘤及非特异性脑膜反应等情况（图7-35～图7-40）。

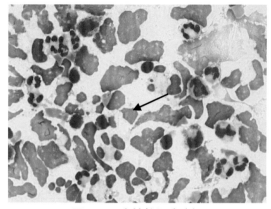

图 7-38　中性粒细胞溶解

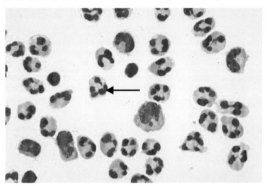

图 7-35　正常中性粒细胞

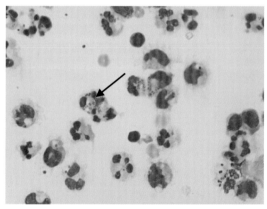

图 7-39　中性粒细胞吞噬球菌

胞质内可见吞噬的球菌，提示球菌感染

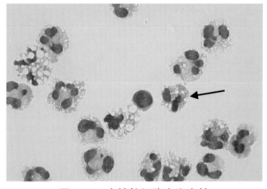

图 7-36　中性粒细胞空泡变性

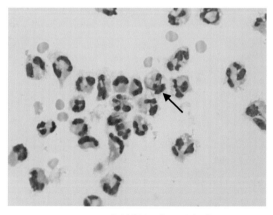

图 7-40　中性粒细胞吞噬杆菌

胞质内可见吞噬的杆菌，提示杆菌感染

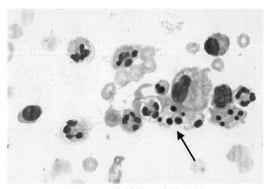

图 7-37　中性粒细胞核固缩

（2）嗜酸性粒细胞（eosinophil）：形态同血中同种细胞，正常脑脊液较难见到此种细胞，嗜酸性粒细胞增多见于豚囊虫脑寄生、嗜酸性粒细胞增多症、蛛网膜下腔出血、造影检查及椎管内药物注射等情况（图 7-41 和图 7-42）。

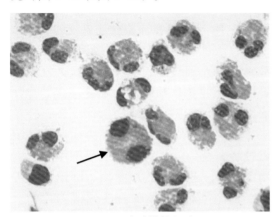

图 7-41 嗜酸性粒细胞 1

可见一个双核浆细胞

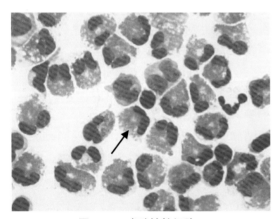

图 7-42 嗜酸性粒细胞 2

（3）嗜碱性粒细胞（basophil） 与血中同类细胞相似，该细胞正常脑脊液中很难见到，但可见于慢性粒细胞白血病、异物反应、炎症及癫痫持续状态（图 7-43 和图 7-44）。

5. 脑脊液腔壁细胞（parietal cell in cerebrospinal fluid） 为正常脑脊液中偶见的一类细胞。

（1）脉络丛 - 室管膜细胞（choroid plexus and ependymal cell）：胞体较大、易破，常成簇出现，胞体多彼此相连，胞核圆，核染色质致密，胞质丰富，呈灰蓝色

或粉红色，两种细胞从形态上较难鉴别，常合称脉络丛 - 室管膜细胞。该细胞常见于婴幼儿脑积水、脑室穿刺、气脑、脑室造影及椎管内药物注射等情况（图 7-45 和图 7-46）。

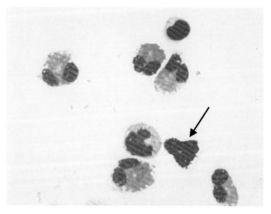

图 7-43 嗜碱性粒细胞 1

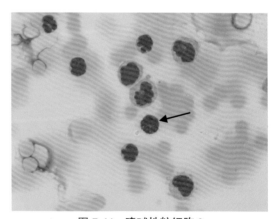

图 7-44 嗜碱性粒细胞 2

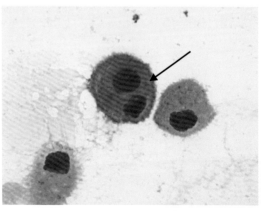

图 7-45 脉络丛 - 室管膜细胞 1

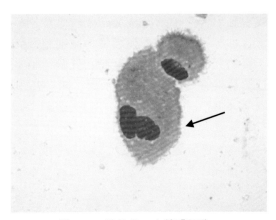

图 7-46　脉络丛 – 室管膜细胞 2

（2）蛛网膜细胞（arachnoid cell）：细胞常成群存在，胞核呈椭圆形，可见核仁，胞质多，呈灰蓝色。该细胞多见于蛛网膜机械性损伤（图 7-47 和图 7-48）。

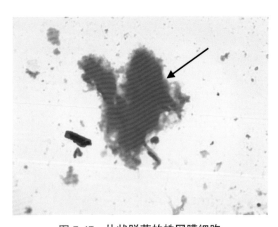

图 7-47　片状脱落的蛛网膜细胞

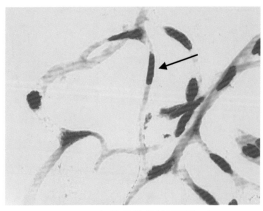

图 7-48　条状脱落的蛛网膜细胞

三、肿瘤细胞

中枢神经系统肿瘤分为原发性和继发性两大类，两类肿瘤在细胞形态学上有明显的区别。约 1/3 的中枢神经系统肿瘤可通过脑脊液细胞学检查发现肿瘤细胞，脑脊液中能否查到瘤细胞取决于肿瘤是否侵及蛛网膜下腔和软脑膜。如未侵及，尽管肿瘤已经很大，也很难发现瘤细胞。

1. 中枢神经系统原发性肿瘤　常见中枢神经系统原发性肿瘤有髓母细胞瘤、生殖细胞瘤、垂体瘤、胶质瘤、脑膜瘤、听神经瘤、室管膜瘤、中枢神经系统淋巴瘤、颅咽管瘤、听神经瘤等。其中，髓母细胞瘤、恶性星形胶质细胞瘤（胶质母细胞瘤）、生殖细胞瘤、中枢神经系统淋巴瘤等较易在脑脊液中发现肿瘤细胞，其他肿瘤较难在脑脊液中发现。

（1）髓母细胞瘤（medulloblastoma）：髓母细胞瘤常见于儿童，绝大多数发生于小脑，常突入第四脑室，经脑脊液扩散至蛛网膜下腔，故在脑脊液中发现瘤细胞的概率较大，具有明显的细胞多形性。瘤细胞多成群存在，胞体大小不一，胞核呈圆形或类椭圆形，核染色质呈颗粒状，有明显的核仁，胞质较少，呈灰蓝色，胞膜不规则（图 7-49 和图 7-50）。

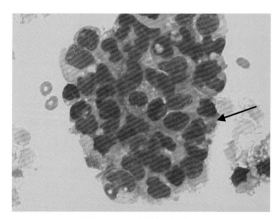

图 7-49　髓母细胞瘤 1

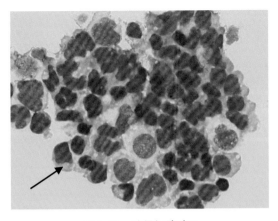

图 7-50　髓母细胞瘤 2

（2）胶质瘤（glioma）：是最常见的脑恶性肿瘤，占脑肿瘤的 40% ~ 50%。其呈浸润性生长，与正常脑组织无明显界限。按肿瘤细胞的恶性程度将脑胶质瘤分为 4 级，高级别胶质瘤恶性程度高，预后差，有时可在脑脊液中找到肿瘤细胞。瘤细胞形态多变，单个出现或成团聚集，胞体大，单个核或多个核，可见核仁，胞质丰富，呈强嗜碱性，部分可见空泡，胞膜可见伪足样或瘤样突起（图 7-51 ~ 图 7-54）。

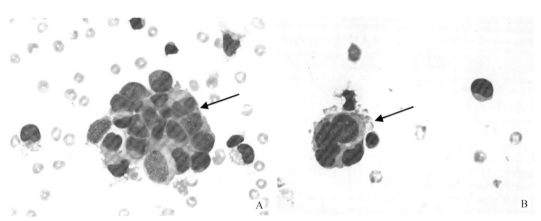

图 7-51　胶质瘤细胞团

胞体明显增大，成团聚集，核染色质较疏松，可见小核仁

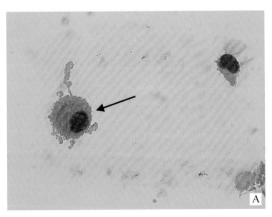
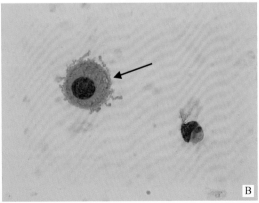

图 7-52　胶质瘤细胞

胞体明显增大，可见大核仁，胞膜可见伪足样突起

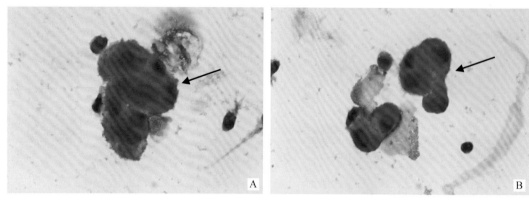

图 7-53　胶质瘤细胞团

胞体明显增大，胞质呈强嗜碱性，成团聚集

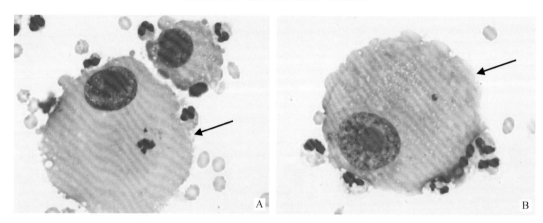

图 7-54　胶质瘤细胞

胞体显著增大，胞质丰富，呈强嗜碱性，大核仁，胞质可见空泡

（3）室管膜瘤（ependymoma）：多发生于第四脑室，瘤细胞与正常室管膜细胞相似，但形态不规则，胞体大小不一，多较大，胞核呈圆形或不规则形，核染色质呈块状，胞质嗜碱性，有时瘤细胞聚集成菊花团形（图 7-55）。

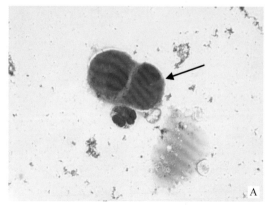
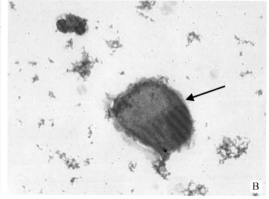

图 7-55　室管膜瘤

胞体明显增大，胞质丰富，呈强嗜碱性，胞核偏向一侧

（4）松果体瘤（pinealoma）：瘤细胞分为两类，一类由小淋巴样细胞组成，另一类由大上皮样细胞组成。胞体大小不一，可单个或成簇出现，胞核呈圆形或肾形，核染色质较粗，可见核仁，胞质中等，呈蓝色（图 7-56 ~ 图 7-59）。

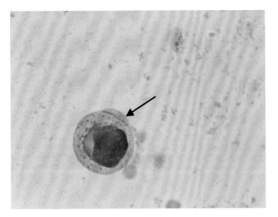

图 7-56 松果体区生殖细胞瘤 1

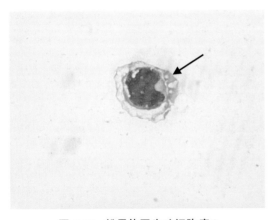

图 7-57 松果体区生殖细胞瘤 2

胞体明显增大，胞质丰富，可见核仁

（5）原发性中枢神经系统淋巴瘤（primary central nervous system lymphoma, PCNSL）：PCNSL 是一种少见的高度恶性非霍奇金淋巴瘤，病理表现为浸润整个脑实质、脊髓及软脑膜等多个部位的弥漫性病变。细胞学表现呈淋巴细胞反应型，可见明显异型淋巴细胞，胞体较正常淋巴细胞明显增大，胞核大、畸形，易见分叶状核，

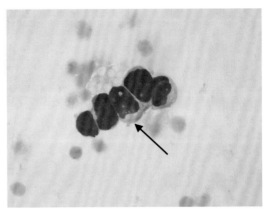

图 7-58 松果体母细胞瘤 1

胞体明显增大，胞质少，细胞呈椎骨样排列

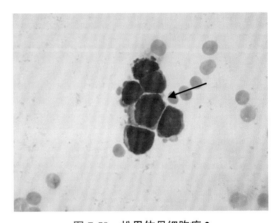

图 7-59 松果体母细胞瘤 2

胞体大小不一，成团聚集，可见瘤样突起

核仁明显，可为单个或多个，胞质呈强嗜碱性，胞质常可见数量不等的空泡，有时可见核分裂象。当排除中枢神经系统以外淋巴瘤继发转移时可考虑 PCNSL 的可能（图 7-60 和图 7-61）。

2. 中枢神经系统转移癌 中枢神经系统转移癌以肺癌脑转移最为多见，其次为乳腺癌、胃腺癌和黑色素瘤等脑转移。有些中枢神经系统转移癌为脑和脊髓软膜的弥漫性癌转移，而脑和脊髓并无转移块，称为脑膜癌。脑膜癌患者即便采用 CT 检查也常常难以发现。因此，脑脊液细胞学检查对脑膜癌的诊断具有特殊价值。

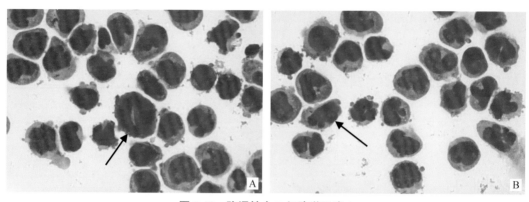

图 7-60　弥漫性大 B 细胞淋巴瘤 1

胞体明显增大，核形多变，部分呈分叶状，核仁明显，胞质呈强嗜碱性

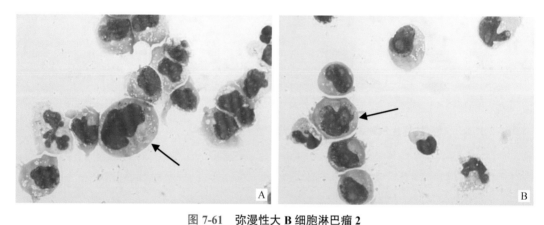

图 7-61　弥漫性大 B 细胞淋巴瘤 2

胞体明显增大，核形多变，部分呈分叶状，核仁明显，胞质呈强嗜碱性，空泡易见

（1）肺癌脑转移：约 30% 的肺癌患者有中枢神经系统转移，临床上以肺腺癌多见，小细胞肺癌极少见。肿瘤细胞在脑脊液中可成簇或单个存在。多数胞体较大，胞核大而不规则，可见明显的核仁。腺癌细胞可呈腺样排列，胞核偏位，胞质丰富，呈强嗜碱性，有时可见印戒样细胞（图 7-62 ~ 图 7-65 ）。

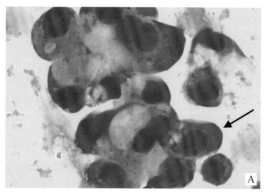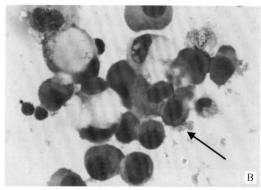

图 7-62　肺腺癌脑转移 1

胞体明显增大，成团聚集，边界不清，可见核仁，胞质丰富，呈强嗜碱性。部分细胞出现大空泡，胞核偏向一侧，呈印戒样改变

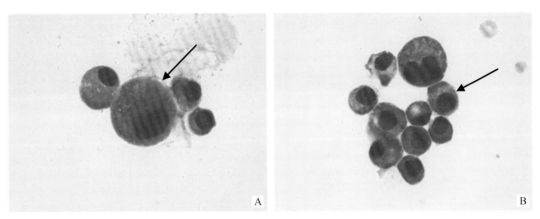

图 7-63 肺腺癌脑转移 2

胞体明显增大，成团聚集，大小不一，胞质丰富，呈强嗜碱性

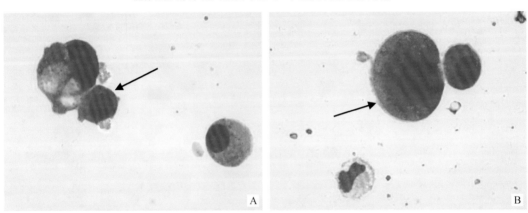

图 7-64 肺腺癌脑转移 3

胞体明显增大，成团聚集，大小不一，胞质丰富，呈强嗜碱性，核仁明显

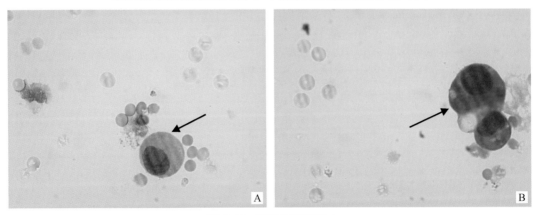

图 7-65 肺腺癌脑转移 4

背景可见红细胞，瘤细胞胞体明显增大，胞质丰富，呈强嗜碱性，可见空泡

（2）乳腺癌脑转移：瘤细胞大小不一，单个出现或成团聚集，胞体大，胞核大、畸形，胞核居中或偏位，可见核仁，胞质丰富，呈强嗜碱性，可见空泡，胞膜可见瘤样突起，部分可见绒毛样结构（图 7-66 和图 7-67）。

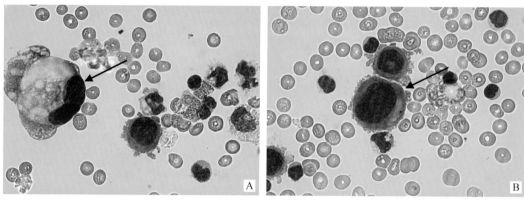

图 7-66　乳腺癌脑转移 1

背景可见大量红细胞，瘤细胞胞体明显增大，大小不一，胞质较丰富，呈强嗜碱性，可见空泡，胞膜呈瘤样突起

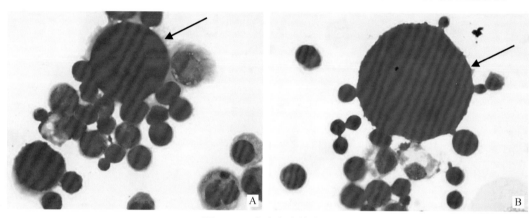

图 7-67　乳腺癌脑转移 2

瘤细胞胞体明显增大，大小不一，胞质较丰富，呈强嗜碱性，胞膜可见红色绒毛样结构

（3）颅内黑色素瘤：瘤细胞单个出现或三两个聚集，胞体大小不一，胞核大、畸形，核仁大而明显，胞质较丰富，呈强嗜碱性，部分可见空泡，胞膜呈伪足样或瘤样突起，胞质内可发现大量黑色素颗粒，有时可覆盖于核上，但并非所有瘤细胞均可见黑色素颗粒。注意不要把吞噬黑色颗粒的吞噬细胞误认为黑色素瘤细胞（图 7-68 ~ 图 7-71）。

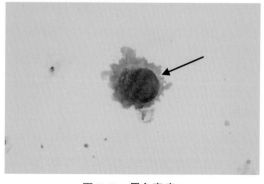

图 7-68　黑色素瘤 1

胞内可见大量黑色颗粒，胞膜呈瘤样突起

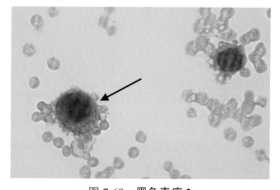

图 7-69　黑色素瘤 2

胞内可见大量黑色颗粒，胞膜呈瘤样突起，背景可见较多红细胞

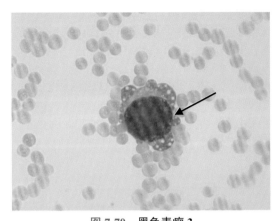

图 7-70 黑色素瘤 3

胞内未见黑色颗粒，可见胞膜呈瘤样突起及空泡

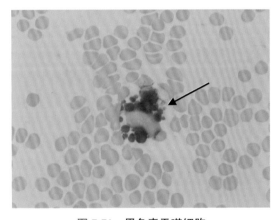

图 7-71 黑色素吞噬细胞

胞内吞噬多个大小不一的黑色素颗粒，背景可见较多红细胞

（4）中枢神经系统白血病（central nervous system leukemia，CNSL）：白血病细胞浸润脑膜或脑实质，致患者出现相应的神经和精神症状，称为中枢神经系统白血病。急性淋巴细胞白血病（ALL）发生中枢神经系统白血病的概率明显高于急性髓细胞白血病（AML），前者发病率可高达 26% ~ 80%，后者为 7% ~ 38%。

急性淋巴细胞白血病脑转移脑脊液细胞学表现为淋巴细胞反应型，可见大量幼稚淋巴细胞，胞体较正常淋巴细胞明显增大，胞核着色偏浅，胞质少且呈强嗜碱性，可见核仁。有 ALL 病史，出现相应的症状或体征，如头痛、恶心、呕吐、视乳头水肿、视力障碍、抽搐、昏迷、偏瘫及脑膜刺激症状等，应高度怀疑中枢神经系统白血病的可能。同样，有 AML 白血病史，腰穿压力增高，有脑脊液改变，如白细胞和蛋白质升高，排除了其他原因造成的神经系统疾病后应高度怀疑中枢神经系统白血病的可能，脑脊液细胞学找到典型的白血病细胞具有明确的诊断价值（图 7-72 和图 7-73）。

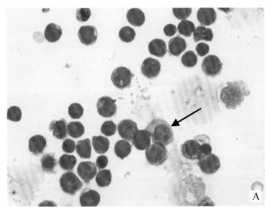
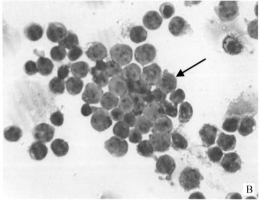

图 7-72 急性淋巴细胞白血病脑转移

可见大量幼稚淋巴细胞，胞体较正常淋巴细胞明显增大，核仁明显，胞核着色偏淡

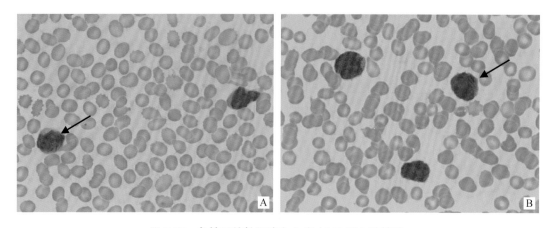

图 7-73　急性早幼粒细胞白血病（M3 型）脑转移

背景可见大量的红细胞，幼稚粒细胞胞内可见奥氏小体（箭头示）

四、炎症时脑脊液的细胞学改变

1. 化脓性脑膜炎（purulent meningitis）为一种严重的感染性疾病，常见的致病菌有脑膜炎双球菌、肺炎球菌和流感杆菌等。

脑脊液细胞学特点分三期：

（1）渗出期：以中性粒细胞反应为主，白细胞中的中性粒细胞＞90%，可见中性粒细胞吞噬细菌的现象，也可见少量淋巴细胞、单核细胞等（图 7-74 和图 7-75）。

（2）增殖期：经抗生素有效治疗后，白细胞及中性粒细胞急剧减少，以混合型细胞反应为主，粒细胞比例减少，单核细胞及淋巴细胞比例上升，可见浆细胞（图 7-76 和图 7-77）。

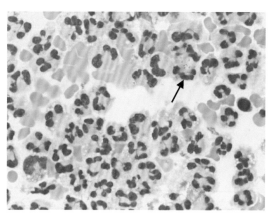

图 7-75　中性粒细胞反应 2

偶见中性粒细胞吞噬细菌

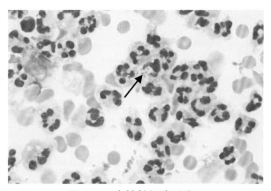

图 7-74　中性粒细胞反应 1

可见大量中性粒细胞，偶见中性粒细胞吞噬细菌

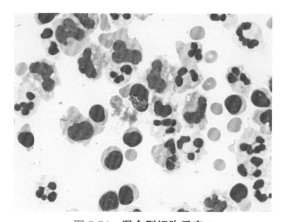

图 7-76　混合型细胞反应 1

中性粒细胞、淋巴细胞和单核细胞共存

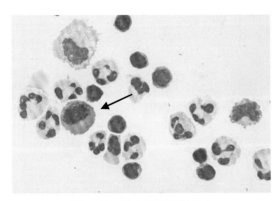

图 7-77　混合型细胞反应 2

以中性粒细胞为主，偶见浆细胞

（3）修复期：以淋巴细胞反应为主，白细胞总数接近正常，中性粒细胞完全消失。细胞正常化的首要标志为不活跃的小淋巴细胞和单核细胞增多，当二者的比例正常化，所有病理细胞完全消失和白细胞总数正常时，提示修复完全（图 7-78 和图 7-79）。

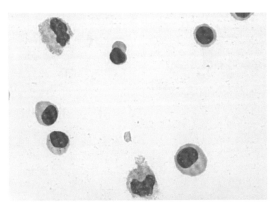

图 7-78　淋巴 - 单核细胞反应 1

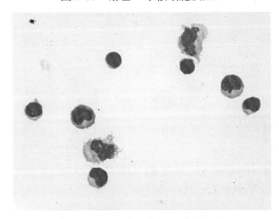

图 7-79　淋巴 - 单核细胞反应 2

2. 结核性脑膜炎（tuberculous meningitis）　为一种严重的结核病，一般不易从脑脊液中找到结核杆菌，故脑脊液细胞学检查更具有诊断参考价值。脑脊液细胞学特点：病初 10 天左右，中性粒细胞比例增高（可达 60% ~ 80%），随着病情发展，淋巴细胞、激活淋巴细胞、激活单核细胞和浆细胞的比例增加。常见中性粒细胞、淋巴细胞、激活淋巴细胞、单核细胞、激活单核细胞和浆细胞并存，比例相差不大，称混合型细胞反应（图 7-80 和图 7-81）。这种现象短时间内无明显变化，为结核性脑膜炎脑脊液细胞学最显著的特征。混合型细胞反应中以淋巴细胞为主，且最常见，这是结核性脑膜炎的又一脑脊液细胞学特征。经治疗病情好转时，脑脊液中中性粒细胞消失，主要为淋巴细胞和单核细胞，慢性期可持续出现混合型细胞反应。部分结核杆菌感染也可表现为淋巴细胞反应型（图 7-82）。

3. 病毒性脑膜炎（viral meningitis）　早期有明显的中性粒细胞反应，但持续时间很短（24 ~ 48 小时）。由于多数患者就诊时间较晚，所以此期抽脑脊液者甚少。此期病毒性脑膜炎的典型脑脊液细胞学表现是淋巴细胞反应型，即以淋巴细胞为主，可见激活淋巴细胞，偶见单核细胞及中性粒细胞或浆细胞。病情进入修复期时可出现单核细胞和激活单核细胞。脑脊液细胞学淋巴细胞反应型对诊断病毒感染具有一定的作用，但缺乏特异性，因此不能直接做出病毒性脑炎的诊断，只能结合临床做出提示性诊断或支持性诊断（图 7-83 ~ 图 7-85）。

4. 隐球菌性脑膜炎（cryptococcal meningitis）　是由隐球菌感染脑膜和（或）脑实质所致的中枢神经系统感染性疾病。多见于免疫力低下的人群，临床表现为头痛、发热、恶心及呕吐、脑膜刺激征阳性等非特异性症状，容易误诊、漏诊。脑脊液外

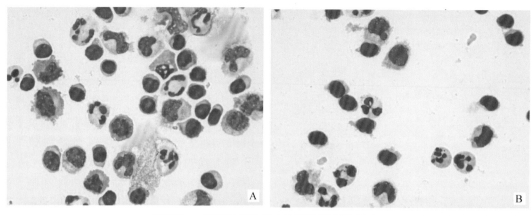

图 7-80 以淋巴细胞为主的混合型细胞反应

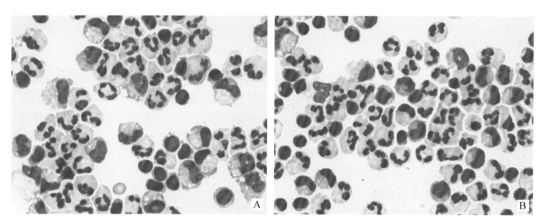

图 7-81 以中性粒细胞为主的混合型细胞反应

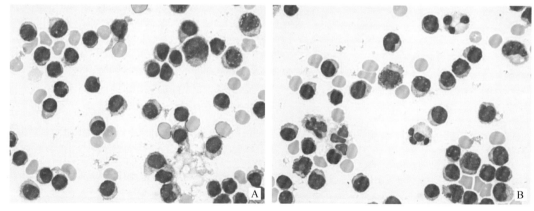

图 7-82 淋巴细胞反应 1

观多呈无色透明，白细胞数可正常或轻中度升高，脑脊液细胞学表现多样，可以淋巴细胞或中性粒细胞为主，个别病例镜下没有白细胞，只要镜下发现隐球菌即可确诊（图 7-86 ~ 图 7-91）。

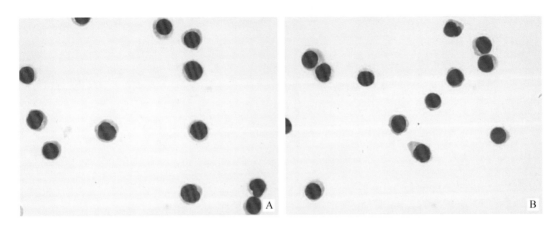

图 7-83　淋巴细胞反应 2

镜下均为淋巴细胞，未见明显激活改变

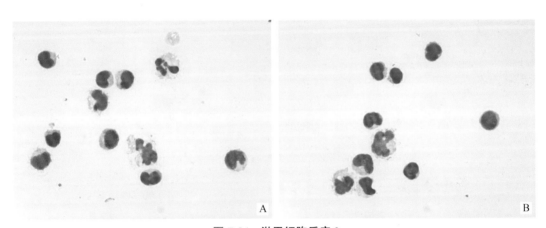

图 7-84　淋巴细胞反应 3

A. 偶见中性粒细胞；B. 偶见单核细胞

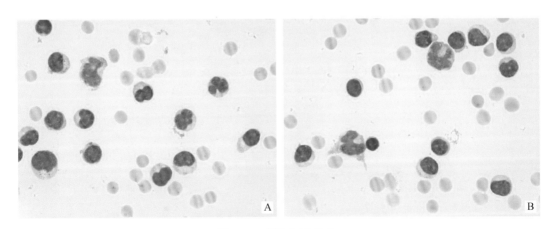

图 7-85　淋巴细胞反应 4

A. 偶见单核细胞；B. 可见红细胞

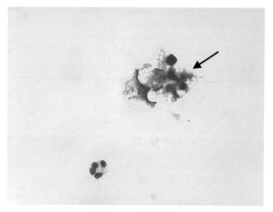

图 7-86　隐球菌 1

可见 1 个中性粒细胞及多个隐球菌

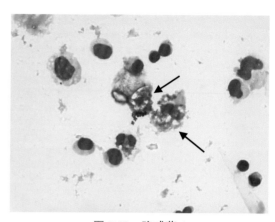

图 7-89　隐球菌 4

淋巴细胞反应，可见 2 个隐球菌

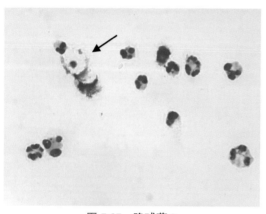

图 7-87　隐球菌 2

中性粒细胞反应，可见 1 个隐球菌

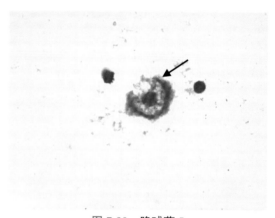

图 7-90　隐球菌 5

可见 1 个隐球菌，荚膜内充满染料颗粒

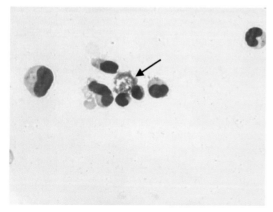

图 7-88　隐球菌 3

淋巴细胞反应，可见 1 个隐球菌

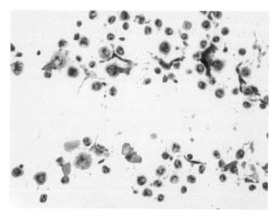

图 7-91　隐球菌 6

可见大量隐球菌，未见白细胞

（许绍强　黄春霞）

第八章　痰液及肺泡灌洗液的显微镜检查

痰是呼吸道受到刺激分泌的液体，也叫痰液，包含黏液、异物、病原微生物，以及各种炎症细胞、坏死脱落的黏膜上皮细胞等成分。

肺泡灌洗液是应用纤维支气管镜对支气管以下肺段和亚肺段进行灌洗后，所采集的肺泡表面衬液，对其进行实验室检查，可为临床诊断、鉴别诊断、治疗效果评价和判断预后提供参考。

第一节　痰液及肺泡灌洗液的标本采集制备、镜检及质量管理

一、标本采集

留取痰液标本应采用自然咳痰法，漱口后用力咳出深部痰，收集于无菌容器中，不要混入口水、鼻咽部分泌物等，而且必须十分新鲜。痰液咳出后应1小时内送检，以防止细胞自溶（图8-1）。

送检支气管肺泡灌洗液（bronchoalveolar lavage fluid，BALF）标本，是利用支气管镜向小支气管和肺泡注入37℃或室温无菌生理盐水60～100ml，分次注入（每次20～50ml），并立即用负压吸引采集。总回收率以≥30%为宜，回收的肺泡灌洗液置于无菌容器内。如考虑为大气道疾病，第1管回收液单独处理；考虑为非大气道疾病时，可将所有标本混合后立即送检，以保证致病菌的活性。BALF主要适用于机械通气相关肺炎、ICU重症患者、免疫功能低下患者肺炎、慢性阻塞性肺疾病急

性加重、经抗菌药物治疗未获改善者、痰检阴性而疑似肺结核者等的病原体诊断。

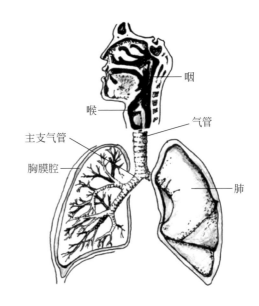

图 8-1　呼吸系统模式图

二、标本制备

细胞极易被消化、溶解，收到标本后应尽快制片处理。痰液标本的选取涂片对提高诊断的阳性率非常重要，根据不同性状的痰液分别挑取具有诊断意义的部分制片。可用直接涂片法或细胞浓集法制片。对于痰液标本，用无菌拭子挑取适量脓性或无血部位痰液，采用往复涂抹法或转圈涂抹法涂片，涂片应均匀且厚薄适宜（透过涂片部位可看清楚下面印刷品的字迹）。对于BALF标本，取适量进行细胞离心，取试管底部的沉渣涂片。涂片经自然干燥

或恒温摊片机上干燥，甲醇固定或火焰快速固定，再根据需要进行各种染色检查。

微生物室常采用革兰氏染色和抗酸染色，还有特殊染色如六胺银染色、棉蓝染色、改良抗酸染色等。脱落细胞学诊断常采用苏木素－伊红染色、巴氏染色等。革兰氏染色液因为不同厂家的试剂不同，选用的脱色剂不同（如95%乙醇、丙酮－乙醇或丙酮溶液），脱色时间各异，注意按说明书操作，优化条件，使染色效果满意。抗酸染色常用姜尼抗酸染色法，此为WHO推荐的热染色法，而有些抗酸染色液属于冷染色液，应按试剂说明书操作。注意第一液石碳酸复红的染色时间，避免抗酸杆菌染不上色而漏检。改良抗酸染色法常用于诺卡菌的初步鉴定，改良的抗酸染色是将脱色液由3%的盐酸乙醇溶液换成了1%的硫酸水溶液，其他步骤不变，可用已知的诺卡菌作为阳性对照，不断优化染色条件，分枝杆菌呈现强的抗酸性，而诺卡菌、红球菌和戈登菌等为弱的或部分抗酸性，其他需氧放线菌无抗酸性。苏木素－伊红染色法简称HE染色法，是病理学常规制片中最基本的染色方法，胞核内的染色质与胞质内的核糖体着紫蓝色，胞质和胞外基质中的成分着红色。六胺银染色法常用于肺孢子菌的初步鉴定，是病理常规技术中常见的特殊染色，在病理诊断中把它作为显示真菌和肾小球基底膜改变的诊断依据。

三、标本镜检

显微镜观察革兰氏染色结果，在低倍镜下观察痰涂片20～40个视野，计算有细胞视野的细胞平均数量，记录鳞状上皮细胞、多形核白细胞的数量。鳞状上皮细胞>10个/LPF，提示标本被唾液污染（图8-2）。鳞状上皮细胞<10个/LPF，白细胞>25个/LPF，存在柱状上皮细胞和肺泡

巨噬细胞提示为合格的深部痰液标本。寻找痰液中细菌、真菌等微生物，观察不少于100个油镜视野，见胞内吞噬细菌提示感染。BALF若是采用细胞离心机制作标本，革兰氏染色镜检，可通过鳞状上皮细胞占全部细胞的比例判断其质量，通常阈值是1%（BALF标本珍贵，不合格也可以进行检验，注明即可）。每个油镜视野可见1个或多个细菌，报告革兰氏染色形态及白细胞结果，提示此细菌与活动性肺炎相关。

显微镜观察抗酸染色结果，油镜下观察，按统一规定的报告方式报告。阴性：连续观察300个不同视野，未发现抗酸杆菌；阳性：抗酸杆菌菌数1～8条/300个视野；阳性（1+）：3～9条/100个视野；阳性（2+）：1～9条/10个视野；阳性（3+）：1～9条/1个视野；阳性（4+）：≥10条/1个视野。

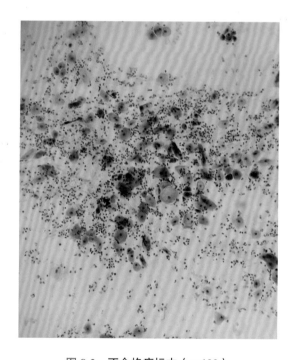

图8-2 不合格痰标本（×100）

图中大量鳞状上皮细胞，>10个/LPF，标本被唾液污染

痰液涂片镜检发现特殊病原体对临床诊

断和治疗意义重大。镜下见到较多细菌或真菌，尤其见到吞噬细菌，提示感染。镜下见矛头状、宽端相背、成双排列的革兰氏阳性双球菌，提示肺炎链球菌感染。由于细菌菌体细小，革兰氏染色镜检分类为革兰氏阳性球菌、革兰氏阳性杆菌、革兰氏阴性杆菌、革兰氏阴性球菌、孢子菌丝等，具体为哪种菌则有待细菌培养和鉴定。

痰液涂片检查可提高下呼吸道感染病原学诊断的特异性和敏感性；涂片可评估标本的质量；具有减少口咽部污染菌的影响、提高病原菌特异性的作用；涂片还可发现培养不能生长的细菌。经支气管镜获取的支气管肺泡灌洗液标本其诊断下呼吸道感染的特异性高，诊断价值远高于痰标本。

第二节 痰液及肺泡灌洗液的直接涂片显微镜检查

1. 大量白细胞 表明呼吸道有化脓性炎症（图 8-3）。

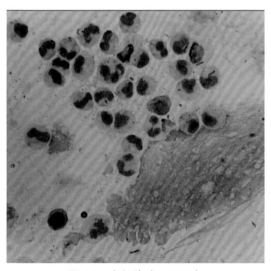

图 8-3 白细胞（×1000）

痰液涂片革兰氏染色所见白细胞（脓细胞）

2. 红细胞 见于各种原因所致的肺、气管、支气管出血。如疑有出血但查不到

红细胞，可做隐血试验证实（图 8-4）。

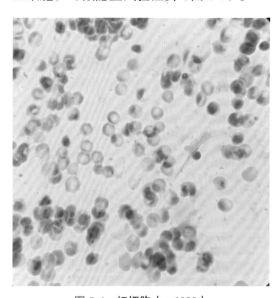

图 8-4 红细胞（×1000）

痰液涂片革兰氏染色所见红细胞，在呼吸系统炎症、结核或肿瘤时常见

3. 上皮细胞

（1）鳞状上皮细胞：来自口腔、鼻咽、喉壁及呼吸道表层。增多时见于急性喉炎、咽炎和呼吸道炎症（图 8-5）。

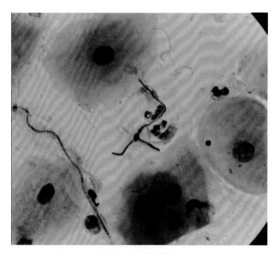

图 8-5 鳞状上皮细胞（×1000）

痰液涂片革兰氏染色见鳞状上皮细胞

（2）柱状上皮细胞：来自气管、支气管。在柱状细胞的游离面附有能摆动的纤

毛，是能分泌黏液的杯状细胞。增多时见于气管炎或支气管炎、支气管哮喘等（图8-6）。

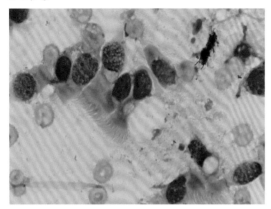

图 8-6　纤毛柱状上皮细胞（×1000）

肺泡灌洗液革兰氏染色，可见纤毛柱状上皮细胞，细胞顶端有纤毛

（3）圆形上皮细胞：来自肺泡，呈圆形或椭圆形。胞体比白细胞大 2 ~ 4 倍，含 1 ~ 2 个圆形核，胞质内常有灰尘等浅黑色颗粒，多量出现见于肺部炎症等。

4. 色素细胞（pigment cell）　多由巨噬细胞吞噬色素颗粒而形成，吞噬含铁血黄素者称心力衰竭细胞，普鲁士蓝反应阳性，胞质中可见大小不一的蓝黑色颗粒。此种细胞见于心功能不全、肺淤血患者的痰中，也是肺含铁血黄素沉着症的痰特征（图8-7）。

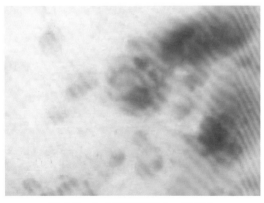

图 8-7　心力衰竭细胞（×1000）

图中可见多个吞噬含铁血黄素的巨噬细胞，胞质内有大小不一的黑褐色颗粒及红细胞碎片。普鲁士蓝反应可呈阳性

吞噬炭粒的巨噬细胞称载炭细胞，普鲁士蓝反应阴性，无重要临床意义。见于炭末沉着病及长期吸烟和生活在烟尘环境中人的痰中（图8-8）。

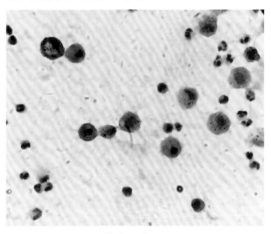

图 8-8　载炭细胞（×1000）

痰液经 HE 染色，见吞噬炭粒的载炭细胞，载炭细胞质中可见较多炭粒

5. 弹力纤维　为细长、弯曲、粗细均匀、边缘明显、折光性强、具有双层轮廓线、末端分叉的纤维组织，见于肺组织破坏性病变如肺脓肿、肿瘤、空洞型肺结核等（图8-9）。

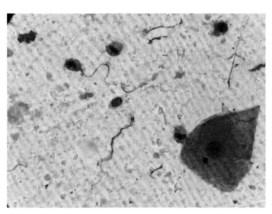

图 8-9　弹力纤维（×1000）

痰液革兰氏染色见弹力纤维，细长弯曲

6. 夏科-莱登结晶（Charcot-Leyden crystal）　为无色透明、两端尖细、折光性较强的八面体状结晶，可来自嗜酸性粒细

胞，见于支气管哮喘和肺吸虫病等。

　　7. 库什曼螺旋纤维（Curschmann's spiral fiber）　呈螺旋状，是慢性炎症时小支气管分泌的黏液，因呼吸困难、肺内二氧化碳张力增高而凝固，同时由于受到喘息气流的间歇吹动旋转滚动而成。中心有一无色发亮的纤维，周围包绕一层柔细纤维。常与嗜酸性粒细胞夏科 – 莱登结晶一起出现于过敏性支气管哮喘及肺吸虫患者的痰液中（图 8-10 和图 8-11）。

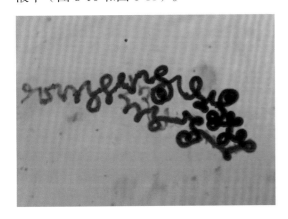

图 8-10　库什曼螺旋纤维（×1000）

痰液革兰氏染色，库什曼螺旋纤维呈毛虫状卷曲，中轴蓝染，边缘淡红色（图片由广西贺州人民医院梁立全提供）

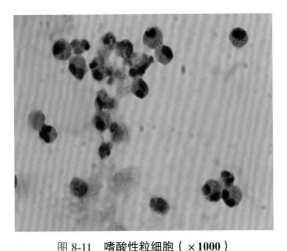

图 8-11　嗜酸性粒细胞（×1000）

痰液 HE 染色，可见嗜酸性粒细胞，胞质内布满大而均匀的红色颗粒，部分颗粒因细胞破碎而溢出胞外（图片由广州呼吸健康研究院提供）

　　8. 胆固醇结晶　为缺角方形薄片状，无色透明，见于慢性肺脓肿、脓胸、慢性肺结核、肺肿瘤、肺脓肿破入支气管内等患者痰液中。

　　9. 寄生虫和虫卵　常用于卫氏并殖吸虫感染的检查，有时也用于检查移行中的蛔虫幼虫、钩虫幼虫及粪类圆线虫幼虫。肺吸虫患者的痰液呈铁锈色，做直接涂片时可发现虫卵。如痰液过于黏稠，可加等量的 4%NaOH 溶液，搅匀后置 50 ~ 60℃水浴中使其液化，然后离心 5 分钟，取沉淀镜检。有时也可通过痰液检查某些肺部感染，如粪类圆线虫、阿米巴滋养体、细粒棘球蚴和多房棘球蚴（图 8-12 和图 8-13）。

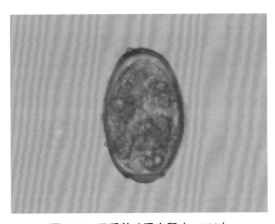

图 8-12　卫氏并殖吸虫卵（×400）

图中虫卵大小为（54 ~ 100）μm ×（38 ~ 60）μm，金黄色，长卵圆形，卵壳厚薄不均匀，有盖端较宽，虫卵下端可见边缘明显的卵盖，卵内含许多卵黄细胞

图 8-13　粪类圆线虫（×400）

痰液涂片不染色，可见粪类圆线虫，无色透明，虫体头端钝圆，尾部尖细（图片及视频由广州医科大学附属第一医院杨灵提供）

第三节　痰液及肺泡灌洗液涂片查菌

　　痰液及肺泡灌洗液涂片染色检查，可更清楚地观察细菌形态。革兰氏染色及抗酸染色较为常用。

　　1. 革兰氏染色　多用于一般细菌涂片检查。痰液中可见的细菌种类很多，较常见的有革兰氏阳性 肺炎链球菌、革兰氏阳性葡萄球菌、革兰氏阳性链球菌、革兰氏阴性杆菌等（图 8-14 ~ 图 8-20），但确诊细菌感染需经细菌培养和鉴定，而直接涂片检查只用于筛查。有时痰液中也可查到不常见的诺卡菌（图 8-21）。此外，还可查到真菌，较常见的有假丝酵母菌和霉菌的孢子和菌丝（图 8-22 ~ 图 8-28）。

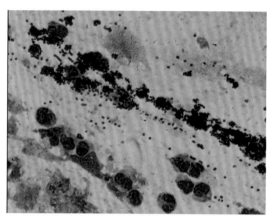

图 8-16　痰液中常见的细菌：革兰氏阳性球菌 1
（ ×1000 ）

痰液革兰氏染色若查到排列成葡萄状的革兰氏阳性球菌，可报告为"找到革兰氏阳性球菌，形态似葡萄球菌"

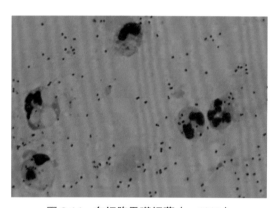

图 8-14　白细胞吞噬细菌（ ×1000 ）

痰液革兰氏染色可见中性粒细胞吞噬革兰氏阴性球杆菌

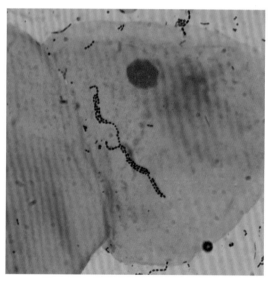

图 8-17　痰液中常见的细菌：革兰氏阳性球菌 2
（ ×1000 ）

痰液革兰氏染色若查到排列成链状的革兰氏阳性球菌，可报告为"找到革兰氏阳性链球菌"

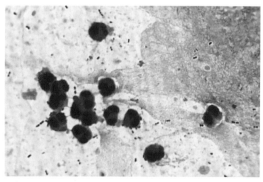

图 8-15　痰液中常见的细菌：革兰氏阳性双球菌
（ ×1000 ）

痰液革兰氏染色可见呈矛头状、尖端相背的双球菌，如呈革兰氏染色阳性，可报告为"涂片见到革兰氏阳性、形态似肺炎链球菌的细菌，建议进行痰液细菌培养确诊"

　　2. 抗酸染色　用于以检查抗酸杆菌，协助诊断肺结核（图 8-29）。

　　3. 改良抗酸染色　用于以区分诺卡菌，诺卡菌为弱抗酸性，放线菌为非抗酸性丝状菌，分枝杆菌为强抗酸性（图 8-30）。

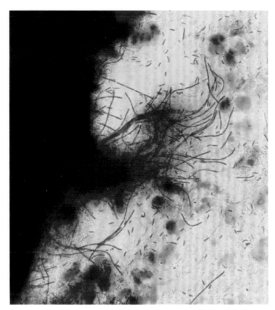

图 8-18　痰液中常见的细菌：革兰氏阳性杆菌
（×1000）

痰液革兰氏染色若查到革兰氏阳性杆菌，可报告为"找到革兰氏阳性杆菌"

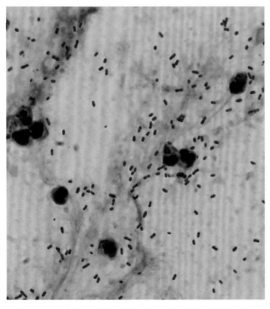

图 8-19　痰液中常见的细菌：革兰氏阴性杆菌 1
（×1000）

痰液革兰氏染色若查到革兰氏阴性杆菌，可报告为"找到革兰氏阴性杆菌"

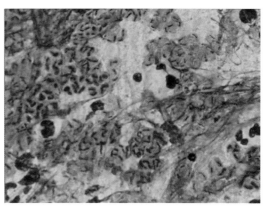

图 8-20　痰液中常见的细菌：革兰氏阴性杆菌 2
（×1000）

痰液革兰氏染色若查到黏液型革兰氏阴性杆菌，菌体被黏液层包裹，可报告为"找到革兰氏阴性杆菌"

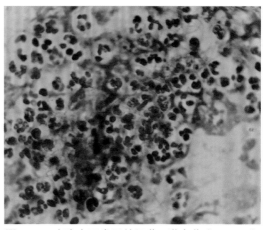

图 8-21　痰液中不常见的细菌：诺卡菌（×1000）

痰液革兰氏染色所见诺卡菌，革兰氏阳性，染色不均，分枝菌丝细长，菌丝呈 90° 分叉、网状排列，被大量脓细胞包裹

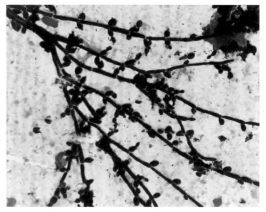

图 8-22　痰液中真菌 1（×1000）

肺部真菌感染时，痰液革兰氏染色可查到假丝酵母菌孢子和菌丝

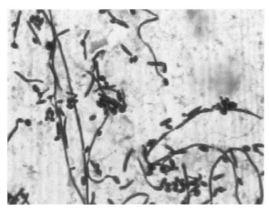

图 8-23　痰液中真菌 2（×400）

痰液中高倍镜所见的真菌菌丝和孢子

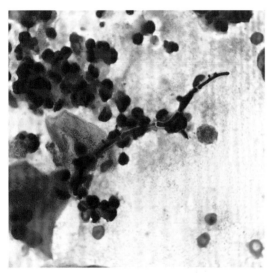

图 8-24　痰液中真菌 3（×1000）

痰液革兰氏染色所见的霉菌菌丝，菌丝分隔，产生分枝

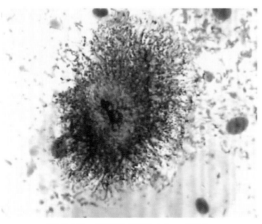

图 8-25　痰液中真菌 4（×400）

痰液中真菌菌团中菌丝及孢子呈放射状排列

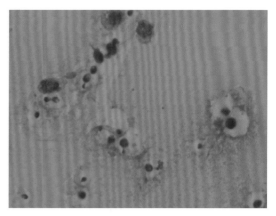

图 8-26　痰液中真菌 5（×1000）

肺泡灌洗液棉蓝染色所见隐球菌，菌体呈圆形，芽生孢子，菌体外有一层不易染上色的宽厚荚膜

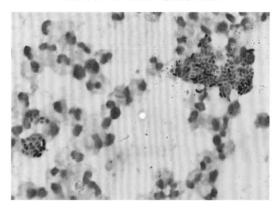

图 8-27　痰液中真菌 6（×1000）

痰液革兰氏染色所见的马尔尼菲篮状菌，菌体呈卵圆形、腊肠状

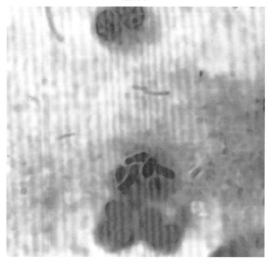

图 8-28　痰液中真菌 7（×2000）

痰液革兰氏染色的马尔尼菲篮状菌，菌体呈腊肠状，中央有透明横隔

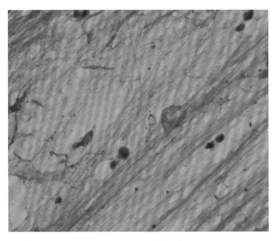

图 8-29　抗酸杆菌

经抗酸染色，若所见细菌形态及染色似结核分枝杆菌，可报告为"找到抗酸杆菌"。不能报告找到结核分枝杆菌，须经培养和核酸检测证实后方可报告

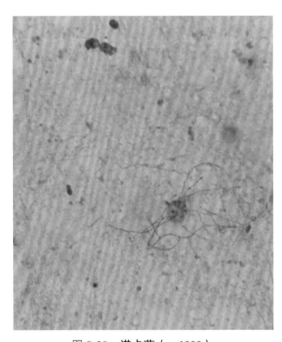

图 8-30　诺卡菌（×1000）

痰液改良抗酸染色所见诺卡菌呈红色，菌丝呈 90° 分叉、网状排列

4. 六胺银染色　用于检查肺孢子菌（图 8-31 和图 8-32）。

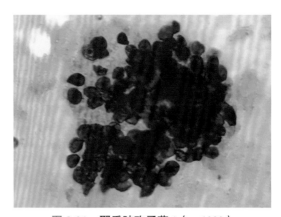

图 8-31　耶氏肺孢子菌 1（×1000）

肺泡灌洗液六胺银染色，可见包囊壁深染成棕色至黑色，呈特征性的括号状

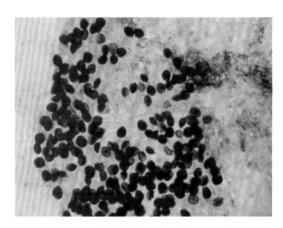

图 8-32　耶氏肺孢子菌 2（×1000）

肺泡灌洗液六胺银染色，可见许多包囊，包囊壁呈括号状

（本图片由广东省中医院张伟铮提供）

第四节　痰液及肺泡灌洗液的细胞学检查

1. 纤毛柱状上皮细胞　胞体呈长锥形，基底部狭长，顶端平阔，有时可见纤毛，胞核呈圆形或椭圆形。当成片脱落时，细胞互相挤压，可呈多边形蜂窝样（极面观）（图 8-33 和图 8-34）。

2. 分泌型柱状上皮细胞　属腺上皮之一种，具有分泌能力，形似无底座高脚杯。胞核呈圆形或椭圆形，胞质多，呈蓝色（图 8-35 和图 8-36）。

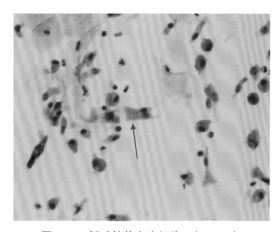

图 8-33　纤毛柱状上皮细胞 1（×400）

胞体呈长锥形，基底部狭长，顶端平阔，有一条红染的刷状缘（箭头所指），表面见纤毛，胞核位于底部，呈圆形或椭圆形（肺泡灌洗液 HE 染色）

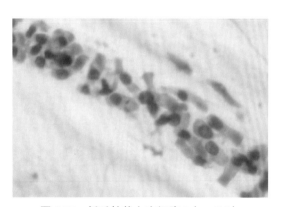

图 8-34　纤毛柱状上皮细胞 2（×400）

图中可见呈带状排列的纤毛柱状上皮细胞群（巴氏染色）

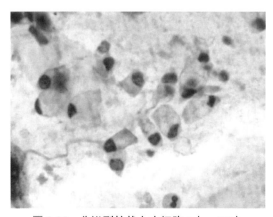

图 8-35　分泌型柱状上皮细胞 1（×400）

图中可见较多分泌型柱状上皮细胞，胞体呈杯状，胞核偏于一侧，呈长圆形或新月形（巴氏染色）

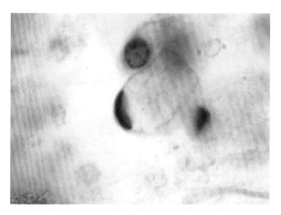

图 8-36　分泌型柱状上皮细胞 2（×1000）

图中为油镜下所见之分泌型柱状上皮细胞，呈典型的杯状（巴氏染色）

3. 基底细胞　位于柱状纤毛上皮的基底部，胞体小，胞核呈圆形，大小较一致。边缘常常可见柱状纤毛上皮细胞（图 8-37）。

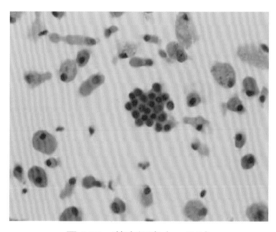

图 8-37　基底细胞（×400）

图中基底细胞胞体小，胞核呈圆形（肺泡灌洗液 HE 染色）

4. 鳞状上皮细胞　胞体大而薄，呈多边形或圆形，散在分布。胞核呈圆形，底层细胞胞核大，核染色质疏松，呈颗粒状。中层、表层细胞胞核逐渐变小，核染色质致密。表层的角化细胞胞质呈嗜酸性，角化前、中层、底层细胞呈嗜碱性染色并逐渐加深（图 8-38）。

5. 巨噬细胞　胞体大，直径 10 ~ 25μm，呈圆形或椭圆形，胞质内充满黑灰色尘粒，故也称其为灰尘细胞（图 8-39 ~ 图 8-42）。

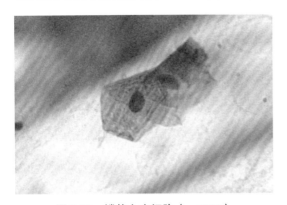

图 8-38 鳞状上皮细胞（×1000）

图中为鳞状上皮细胞，多由口腔和咽喉部脱落的鳞状上皮
细胞混入痰中（巴氏染色）

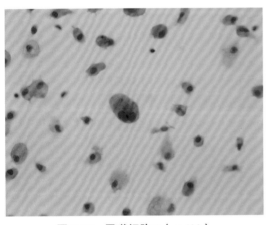

图 8-39 巨噬细胞 1（×400）

胞体大，双核，胞质内可见吞噬的棕褐色颗粒（肺泡
灌洗液 HE 染色）

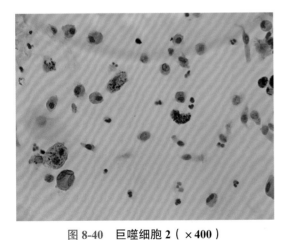

图 8-40 巨噬细胞 2（×400）

胞体大，多核，胞质内可见吞噬的碳尘颗粒（肺泡灌洗液
HE 染色）

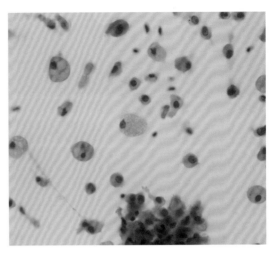

图 8-41 巨噬细胞 3（×400）

胞体大，胞质内有多个空泡，又称泡沫细胞（肺泡灌洗液
HE 染色）

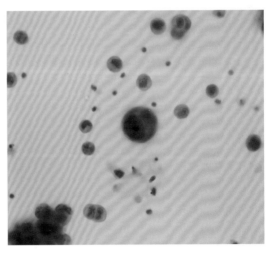

图 8-42 巨噬细胞 4（×400）

胞体大，胞质见吞噬的淋巴细胞（肺泡灌洗液 HE 染色）

6. 多核巨细胞 病毒感染时，痰中可
见多核巨细胞（图 8-43）。

7. 包涵体 参见"阴道分泌物的显微
镜检查"部分。

8. 鳞状化生细胞 有些慢性炎症患者
痰液中，柱状上皮细胞可有鳞状化生现象。
鳞状化生细胞排列有序，形态单一，细胞
呈多边形，胞核呈圆形、椭圆形，胞质红染，
常见于慢性炎症、吸烟者痰液中（图 8-44）。

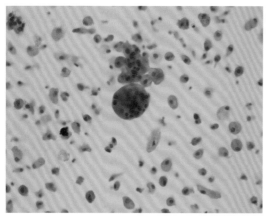

图 8-43 多核巨细胞（×400）

胞体大，胞质丰富，胞核从 2 个至十几个不等（肺泡灌洗液 HE 染色）

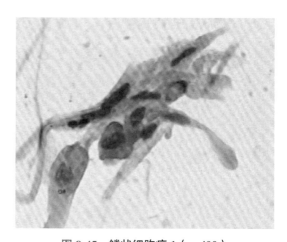

图 8-45 鳞状细胞癌 1（×400）

图中所见为鳞状细胞癌细胞团，胞体多呈梭形或纤维形，胞核显著大小不一，核形不规则（巴氏染色）

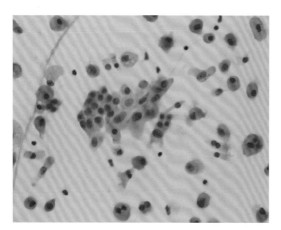

图 8-44 鳞状化生细胞（×400）

图中为鳞状化生的细胞团（肺泡灌洗液 HE 染色）

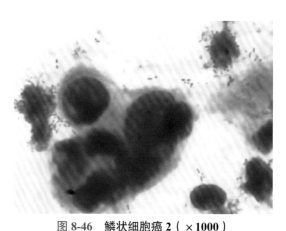

图 8-46 鳞状细胞癌 2（×1000）

胞体巨大，呈圆形，胞核呈圆形、大小不一、深染（瑞氏染色）

9. 癌细胞

（1）鳞状细胞癌：此癌来自支气管上皮细胞鳞状化生，主要为非角化鳞癌。癌细胞大小、形态各异，散在或成群分布，可呈蝌蚪形、长梭形或圆形，多数呈不规则形。胞核大小不一，核形不规则，核染色质凝聚成块状、浓染，可见双核及多核癌细胞。胞质呈嗜碱性（图 8-45 和图 8-46）。

（2）腺癌：癌细胞多成群出现，胞体大小不一，胞核大、偏位，可呈腺样排列或乳头状排列，胞质呈嗜碱性（图 8-47 ～ 图 8-50）。

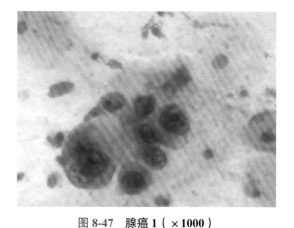

图 8-47 腺癌 1（×1000）

图中为一腺癌细胞团，细胞群呈腺样排列，胞体、胞核显著大小不一、深染

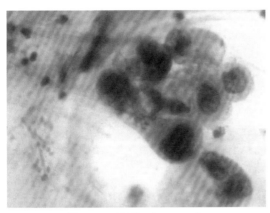

图 8-48 腺癌 2（×1000）

图中腺癌细胞胞体大小不一，胞核偏位、深染

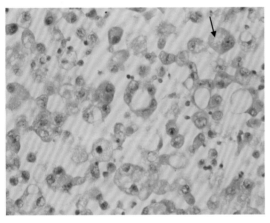

图 8-49 腺癌 3（×400）

癌细胞排列成腺泡状，胞核呈圆形、椭圆形，有核仁，胞质红染，可见单个癌细胞，胞质内见空泡（箭头所指，肺泡灌洗液 HE 染色）

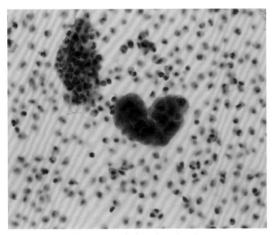

图 8-50 腺癌 4（×400）

癌细胞排列成乳头状，胞核呈椭圆形，核深染，可见核分裂（肺泡灌洗液 HE 染色）

（3）未分化肺癌

1）小细胞癌：癌细胞小，约为 2 个小淋巴细胞大小，排列紧密，呈片状或镶嵌状。胞核呈圆形、梭形，核染色质致密、浓染，无核仁，胞质少（图 8-51 ~ 图 8-56）。

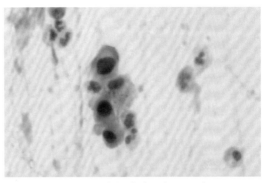

图 8-51 小细胞癌 1（×400）

图中癌细胞胞体大小不一，呈小圆形，胞核深染（巴氏染色）

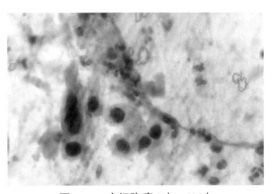

图 8-52 小细胞癌 2（×400）

图中癌细胞与上图癌细胞形态相似（巴氏染色）

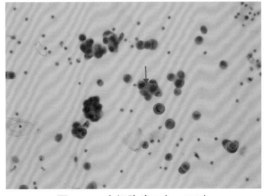

图 8-53 小细胞癌 3（×400）

癌细胞呈菊形团排列，胞体小，胞核深染，呈圆形、梭形，胞质少，有病理性核分裂（箭头所指，肺泡灌洗液 HE 染色）

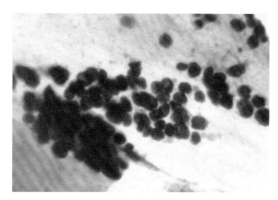

图 8-54　小细胞癌 4（×400）

图中为癌细胞群，胞体小，胞质极少，胞核呈燕麦样，大小不一，核形不规整

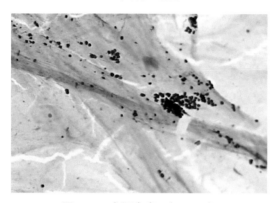

图 8-55　小细胞癌 5（×100）

低倍镜下的癌细胞群（巴氏染色）

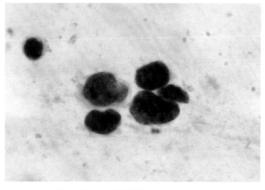

图 8-56　小细胞癌 6（×1000）

图中癌细胞胞体显著大小不一，胞核深染（巴氏染色）

2）大细胞癌：胞体大、大小不一，多呈圆形，松散成群，胞核大而浓染，胞质相对较少，有时可见癌巨细胞（图 8-57 和图 8-58）。

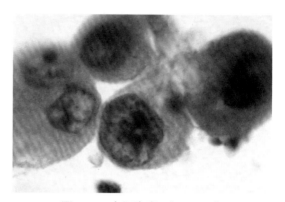

图 8-57　大细胞癌 1（×1000）

图中癌细胞胞体巨大，呈圆形，核染色质粗糙、深染，胞核偏位（巴氏染色）

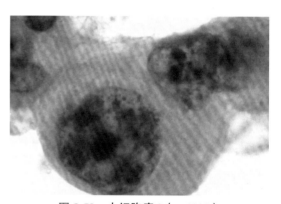

图 8-58　大细胞癌 2（×1000）

图中癌细胞胞体巨大，核染色质呈块状、粗颗粒样（巴氏染色）

第五节　病例分析

诺卡菌肺炎

1. 病例介绍　患者女性，37 岁，因"反复咯血 18 年"入院。患者 18 年来反复出现咯血不适，后出现周期性发热，外院考虑结核杆菌感染，但无病原学依据，已行诊断性抗结核治疗 16 个月，无明显好转。查体：双肺听诊呼吸音清，左下肺可闻及少许粗湿啰音。胸部 CT 提示左下肺多发支气管扩张并感染。肺动脉造影提示亚段以上肺动脉未见明确栓塞。血常规、大便常规、肝肾功能检查正常，TB-SPOT、TB-DNA、肺炎支原体抗体、PCT、G 试验、GM 试验

结果均阴性，抗酸杆菌涂片结果阴性。入院后予头孢哌酮／舒巴坦经验性抗感染治疗。为完善深部痰液病原学检查、明确致病病原体行支气管灌洗术，留取刷检及肺泡灌洗液进行病原学、细胞学检查。当天痰液涂片回报结果提示可疑诺卡菌，考虑诺卡菌感染可能性大，停用头孢哌酮／舒巴坦，改用亚胺培南联合磺胺甲噁唑抗感染治疗，密切观察患者体温变化情况。2天后痰液培养鉴定结果为皮诺卡菌，临床根据药敏结果改用美罗培南联合磺胺甲噁唑抗感染治疗。抗感染治疗7天后，患者病情稳定，予办理出院，嘱在当地医院继续治疗。

2. 分析与体会　诺卡菌肺炎是诺卡菌病中最常见的感染类型。诺卡菌可引起类似肺结核的慢性感染表现，病程较长，且病情常反复。最有诊断价值的是痰液标本的弱抗酸染色。痰直接涂片弱抗酸染色可见红色的细长分枝菌丝，呈放射状、网状排列，菌丝体呈粗细不等的串珠状。临床微生物室常用革兰氏染色和抗酸染色，而弱抗酸染色为非常规染色项目，这也可能是漏诊的原因。对于诺卡菌的诊断，直接涂片弱抗酸染色找到典型形态的弱抗酸菌就可快速诊断（图8-59）。

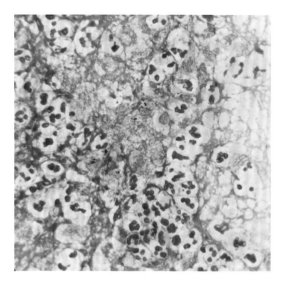

图8-59　诺卡菌（×1000）

蓝色背景下可见红色的诺卡菌

（蒋月婷　顾莹莹）

参 考 文 献

丁磊，王青，王剑飚.2018.临床检验一万个为什么·基础检验分册.北京：人民卫生出版社.

龚道元，张时民，黄道连.2014.临床基础检验形态学.北京：人民卫生出版社.

李婷，刘雯，杨斯桀，等.2017.部分型圆头精子症患者精液常规参数及精子形态分析.中华男科学杂志，23(1):57-60.

李惊子，李晓玫.2018.尿液有形成分分析的应用进展.北京：北京大学医学出版社.

尚红，王毓三，申子瑜.2015.全国临床检验操作规程.第4版.北京：人民卫生出版社.

世界卫生组织.2011.人类精液检查与处理实验室手册.第5版.北京：人民卫生出版社.

王家雄，杨晓玉，程洪波，等.2017.精子鞭毛多发形态异常的形态特征与表型分析.中华医学杂志，97(48):3806-3811.

王建中.2012.临床检验诊断学图谱.北京：人民卫生出版社.

吴茅.2018.浆膜积液细胞图谱新解及病例分析.北京：人民卫生出版社.

闫立志.2019.尿液有形成分图谱新解及病例分析.长沙：湖南科学技术出版社.

余森海，许隆祺.1992.人体寄生虫学彩色图谱.北京：中国科学技术出版社.

张时民.2014.实用尿液有形成分图鉴.北京：人民卫生出版社.

张时民.2020.实用尿液有形成分分析技术.第2版.北京：人民卫生出版社.

中华医学会呼吸病学分会.2017.肺部感染性疾病支气管肺泡灌洗液病原体检测中国专家共识(2017年版).中华结核和呼吸杂志，40(8):578-583.

Auger J. 2010.Assessing human sperm morphology: top models, underdogs or biometrics? Asian Journal of Andrology, 12:36-46.

Chemes HE, Sedo CA. 2012. Tales of the tail and sperm head aches: changing concepts on the prognostic significance of sperm pathologies affecting the head, neck and tail. Asian Journal of Andrology, 14(1):14-23.

Coutton C, Escoffier J, Martinez G, et al. 2015. Teratozoospermia: spotlight on the main genetic actors in the human. Human Reproduction Update, 21(4):455-485.

Dam AH, Ramos L, Dijkman HB, et al.2011.Morphology of partial globozoospermia. Journal of Andrology, 32(2):199-206.

Dieterich K, Rifo RS, Faure AK, et al. 2007.Homozygous mutation of AURKC yields large-headed polyploid spermatozoa and causes male infertility. Nature Genetics, 39(5):661-665.

Dong FN, Amiri-Yekta A, Martinez G, et al. 2018. Absence of, CFAP69, causes male infertility due to multiple morphological abnormalities of the flagella in human and mouse. The American Journal of Human Genetics, 102(4):636-648.

Durmaz A, Miçili SC, Vatansever S, et al. 2015. COMET, TUNEL, and TEM analysis of an infertile male with short tail sperm. Journal of the Turkish German Gynecological Association, 16(1):54-57.

Gatimel N, Moreau J, Parinaud J, et al. 2017.Sperm morphology: assessment, pathophysiology, clinical relevance, and state of the art in 2017. Andrology, 5(5): 845-862.

Guillaume Martinez, et al. 2018. Whole-exome sequencing identifies mutations in FSIP2 as a recurrent cause of multiple morphological abnormalities of the sperm flagella.Human Reproduction, 33(10):1973-1984.

Jorgensen JH, Pfaller MA. 2015.Manual of Clinical Microbiology. 11th ed. Los Angeles :ASM Press.

Koscinski I, Elinati E, Fossard C, et al. 2011.

DPY19L2 deletion as a major cause of globozo-ospermia. American Journal of Human Genetics, 88(3):344-350.

Liu G, Shi Q, Lu G, et al. 2010. A newly discovered mutation in PICK1 in a human with globozoospermia. Asian Journal of Andrology, 12(4):556-560.

Menkveld R , Holleboom CA , Rhemrev JP. 2010. Measurement and significance of sperm morphology. Asian Journal of Andrology, 13(1):59.

Menkveld R. 2010. Clinical significance of the low normal sperm morphology value as proposed in the fifth edition of the WHO Laboratory Manual for the Examination and Processing of Human Semen. Asian Journal of Andrology, 12:47-58.

Mitchell V, Sigala J, Ballot C, et al. 2015. Light microscopy morphological characteristics of the sperm flagellum may be related to axonemal abnormalities. Andrologia, 47(2):214-220.

Perdrix A, Rives N.2013. Motile sperm organelle morphology examination (MSOME) and sperm head vacuoles:state of the art in 2013. Human Reproduction Update, 19(5):527-541.

Sha YW, Ding L, Wu JX, et al. 2017. Headless spermatozoa in infertile men. Andrologia, 49(8):1-5.

Shaker F, Monadjemi SA, Alirezaie J, et al. 2017. A dictionary learning approach for human sperm heads classification. Computers in Biology and Medicine, 91:181-190.

Shen Y, Zhang F, Li F, et al. 2019. Loss-of-function mutations in QRICH2 cause male infertility with multiple morphological abnormalities of the sperm flagella. Nature Commun, 10: 433.

Tang S, Wang X, Li W, et al. 2017.Biallelic mutations in CFAP43 and CFAP44 cause male infertility with multiple morphological abnormalities of the sperm flagella. American Journal of Human Genetics, 100(6):854-864.

Wang WL, Tu CF, Tan YQ , et al. 2019.Insight on multiple morphological abnormalities of sperm flagella in male infertility: what is new? Asian Journal of Andrology, 21:1-10.

Yasmina A , Delague V, Desvignes JP, et al. 2018. Loss of calmodulin- and radial-spoke-associated complex protein CFAP251 leads to immotile spermatozoa lacking mitochondria and infertility in men. 103(3), 413-420.

Zhu F, Liu C, Wang F, et al. 2018. Mutations in PMFBP1 cause acephalic spermatozoa syndrome. American Journal of Human Genetics, 103(2):188-199.

Zhu F, Wang F, Yang X, et al. 2016. Biallelic SUN5 mutations cause autosomal-recessive acephalic spermatozoa syndrome. American Journal of Human Genetics, 99(4):942-949.

Zine-Eddine K , Amir AY , Denis D , et al. 2018. A homozygous ancestral SVA-insertion-mediated deletion in WDR66 induces multiple morphological abnormalities of the sperm flagellum and male infertility. The American Journal of Human Genetics, 103(3):S0002929718302416.